40歳からの
健康年表

荒井秀典 編

はじめに

いま私は、認知症やフレイル（加齢により心身が衰えた状態）などの老年症候群に対する先進的な医療や、高齢者医療のモデルを提供するとともに、超高齢社会で求められる医療・介護・福祉を担う人材育成を行っています。

高齢者医療の最前線にたって感じるのは、やはり「健康は備えが肝心」だということです。人間だれしも、将来、自分が病気になるとは思わないもの。しかし、いまの時点で体調に問題がないからといって、メタボや高血圧といった基礎疾患を放置しておくと、いずれ後悔することになります。重い病気になってしまってから、「もっと若い時から節制していれば……」と悔やむ患者さんを見たのは、一度や二度ではありません。

「人生100年時代」といいますが、大事なのは、病気に悩まされないで生活できる期間、つまり「健康寿命」を延ばすことです。そのためには、現時「点」での体調だけで健康を考えるのではなく、先々までを見すえた「線」で考えるべきなのです。そうした思いからこの本を書きました。

　この本では、40歳代から80歳代までの年代ごとに、気を付けるべき病気について触れています。とくに40歳代や50歳代の章では、基礎疾患が将来、どのような病気を招くのか、繰り返し触れています。読んでいただければ、10年後、20年後に、どんな病気が待っているのか分かってもらえるでしょう。

　また、健康状態は個人差が大きいので、好発年齢（発症しやすい年齢）ではなくても、意識しておくべき病気もあります。自分の年代だけではなく、前の年代、先の年代にも目を通してもらえば、健康を長い目でとらえる意識が高まると思います。

　この本には、巻末で示しているように、私だけではなく、各分野で治療の最先端を知る医師が加わっています。この本が読者の皆さんの健康寿命を延ばすために、少しでも貢献できるよう願っています。


国立長寿医療研究センター理事長　荒井秀典

40歳からの健康年表●目次

第4章 70歳代——人生の一大事が増える時期 182

第1章

40歳代――老化の加速がはじまる年代

「人生100年時代」において、少しでも長く健康でいられるようにするためには、病気にならない、または、なっても軽いうちに治しておくのが得策です。

老化そのものは出生と同時に始まるといわれますが、20歳から30歳までには身体的機能はピークを迎え、その後は緩やかに低下を示します。加齢による変化が加速するのが40代。気持ちは若くても、体は正直です。定期健康診断でよくない数値が増えていきます。

仕事の面でも責任ある立場になりますから、心身ともにトラブルが起きやすい年代でもあるのです。

それだけに、これまでの悪い生活習慣をあらため、体調を整えていくことが重要です。そうすれば老化のカーブを緩やかにできるはずです。そのため、この章では、さらに深刻な病気をもたらす「基礎疾患」を多めに取り上げています。

高血圧

✷こんな人は要注意☞肥満／運動不足／家族も高血圧／食生活が偏っている

✷どんな病気？

高血圧とは、血液が血管内で示す圧力が基準値以上に高い状態をいいます。もっとも高い心臓収縮時の血圧（上の血圧）が**１４０mmHg以上**、もしくは心臓拡張時の血圧（下の血圧）が**90mmHg以上**だと、高血圧と診断されます。

じつは、さらに細かく分類されており、それは14ページの表に示しました。

血圧が高い場合の治療目標ですが、２０１９年に少し改訂されました。以前であれば、75歳未満の人は１４０／90未満でしたが、１３０／80未満に引き下げられました。75歳以上の人は、１５０／90未満が、１４０／90未満に引き下げられています。

なぜ基準を変えるのかと不審に思う人もいるかもしれませんが、近代の医療は多くの場合、ＥＢＭ（Evidence Based Medicine）、つまり科学的根拠に基づいて行われています。信頼のできる海外のデータが次々と発表されたので、これまでよりも、やや厳しい基準に改められたのです。欧米では先に改訂が行われており、アメリカを例にとると、高血圧の基準値が１３０／80以上と定められました。その結果、国民の２人に１人が高血圧と診断されることになりました。それと比較すると、日本ではやや控えめに調整した印象です。

多くの病気をまねく高血圧

高血圧は、「基礎疾患」の代表的なもので、いろいろな病気の呼び水だといえます。「かぜは万病のもと」と、昔から言われてきましたが、高血圧もかなりの病気と関わっています。具体的には以下のような病気です。

脳梗塞《のうこうそく》（88ページ）、**くも膜下出血**（92ページ）、**脳出血**（138ページ）といった脳血管疾患、**心筋梗塞・狭心症**（134ページ）などの心疾患、**慢性腎臓病**（226ページ）、**認知症**（183ページ）などです。

では、高血圧の何が問題なのでしょうか。それは血管を老化させてしまうことです。**動脈硬化**（動脈の中に脂肪分がたまるなどして壁が厚くなったり、硬くなったりして働きが悪くなること）を進行させ、心臓の柔軟性を低下させるのです。血管は、あらためていうまでもなく、栄養を全身に行き渡らせ体の機能を保ったり、老廃物を回収したりといった、大事な役割を果たしています。その道が傷むのですから、ことの重大さは想像できるでしょう。

しかも高血圧がやっかいなのは、自覚症状がほとんどないところです。少々血圧が高くても、気付かないことが多いのです。収縮期血圧（上の血圧）が200を超えていれば、頭痛がするといった症状はあるかもしれませんが、そこまで血圧があがっていると危険です。それまでに対処したいものです。

血管が受けるダメージの大きさは、**「高血圧のレベル」×「高血圧であった時間」**に比例します。血圧が高ければ高いほど、そしてその時間が長ければ長いほど、血管はダメージを受けます。

高血圧は早くから始まることがあります。日本では30歳代、40歳代の比較的、若い人たちでも、すでに2〜3割が高血圧の状態です。しかも大丈夫だろうと高をくっているのか、4割強の人が治療を受けていないという推計もあります。

なぜ血圧があがるのか？

40歳未満で高血圧になる人は、腎臓の機能や副腎、ホルモンに何らかの問題があって、それが血圧を押し上げている可能性があります。また遺伝的な素因をもっている可能性もあります。

これが40歳以上になると、「本態性」といって原因が特定しにくい高血圧の可能性が高くなります。だいたい高血圧の７〜８割が本態性高血圧だと考えられます。遺伝的な要因に加えて、加齢や生活習慣、環境因子によって起こります。

20〜30代のときは「血圧が高い」と言われたことが一度もなくても、40〜50代になると、「高い」と指摘されることはよくあります。かんばしくない生活習慣などが積み重なって、中年になって以降、高血圧になるのです。

よく食塩が関わっているということをいわれますが、それは塩分への感受性が関係しています。感受性とは「影響の受けやすさ」という意味で、日本人には食塩感受性の高い人が多いと言われています。

塩分を多くとると、腎臓の交感神経の活動が活発になり、塩分の排出に関わる遺伝子の働きが抑制されるのです。すると血液中のナトリウム濃度が上がります。ナトリウムは水と結びつきやすいので、血液の量が増えて、その結果として血圧が上昇するのです。

塩分を多めに摂ってもあまり血圧に影響しないタイプには、こうしたことは起きません。

血圧値の分類

	上の血圧		下の血圧
正常血圧	120 未満	かつ	80 未満
正常高値血圧	120～129	かつ	80 未満
高値血圧	130～139	かつ／または	80～89
Ⅰ度高血圧	140～159	かつ／または	90～99
Ⅱ度高血圧	160～179	かつ／または	100～109
Ⅲ度高血圧	180 以上	かつ／または	110 以上

単位は mmHg

・かつ＝上と下が両方とも当てはまる
・または＝どちらか一方が当てはまる

＊治療法は？

冒頭に高血圧の基本的な定義を示しましたが、じつは、さらに細かく分かれており、そのレベルによって行われる治療も変わってきます。上の表をご覧ください。なお示されている数字は、いずれも医療機関で測定された数値です。

正常高値血圧は高血圧予備軍でもあります。脳梗塞や心筋梗塞は、正常高値のレベルであっても、少数ではありますが発症してしまうことがありますので、油断はできません。

ですから、血圧がやや高めな人は40歳代から対策を進めたほうがいいでしょう。

治療法の基本は生活習慣の改善です。これは予防法とも共通していますので、次の項目をお読みください。

生活改善をしても効果があらわれない場合は、降圧薬による治療をはじめます。血圧がかなり高い場合や、心筋梗塞など重大な病気のリスクが高いと判断されれば、すぐに投薬治療をはじめる場合もあります。

＊予防法・対策は？

まだ薬を飲まなくてもよい程度の正常高値血圧の状態であれば、食生活の改善や運動で対処できます。

まず挙げられるのが**食塩の制限**です。日本高血圧学会では１日６g未満を推奨していますます。しかし、これはかなり難しい。会社勤めをしていると、どうしても外食が多くなるからです。市販の弁当などにも食塩が含まれています。

「ナトリウム（Na）２g」と表示されてあっても、食塩である塩化ナトリウム（NaCl）の量に置き換えると、２・５倍する必要があるので、５gになります。つまり弁当１食分だけで、ほぼ１日ぶんの食塩量を摂取してしまうことになるのです。弁当を自分で作っている方は推奨レベルを試されるとよいと思います。

とはいえ、やはり１日６g未満は厳しい。そういう場合には、摂取した塩分を体の外に出すこと。たとえば果物や野菜といった利尿作用のあるものを食べるのが効果的です。すると、尿と一緒に塩分を体外に出してくれるわけです。
あとは**運動**です。高血圧学会は1日30分の有酸素運動を週5回行うことを推奨しています。これも厳しい、そんな時間はないと思われる方もいるでしょう。そこで日常の中に取り入れるのです。127ページに現役世代の運動メニューを紹介していますので、お読みください。

脂肪肝《しぼうかん》

✴こんな人は要注意☞運動不足／肥満／食生活が偏っている

✴どんな病気？

脂肪肝とは肝臓に中性脂肪が過剰に蓄積している状態で、「フォワグラみたいな状態」とたとえられます。

食事によって摂った脂質や糖質は、それぞれ脂肪酸、ブドウ糖に分解されるのですが、食べすぎや、運動不足によって摂りすぎた場合、エネルギー源として消費できず、あまった分が肝臓に中性脂肪として蓄えられます。この溜まった中性脂肪が脂肪肝を引き起こすのです。

この脂肪肝を放置しておくと、慢性肝炎、肝硬変、**肝臓がん**（142ページ）へと進行する危険性があります。そして怖いのは症状がほとんど現れないところです。気付いたときには進行していた、ということになるのです。また脂肪肝になると、動脈硬化が進みやすくなり、心疾患（**心筋梗塞・狭心症**＝134ページ、**弁膜症**＝207ページ）や脳血管疾患（**脳梗塞**＝88ページ、**くも膜下出血**＝92ページ、**脳出血**＝138ページ）にかかりやすくなります。

２つの脂肪肝

脂肪肝には次のように２種類あります。

●アルコール性脂肪肝⬇文字通り、お酒の飲み過ぎによって起きます。

●非アルコール性脂肪肝⬇お酒はあまり飲まないけれども、食欲旺盛で、ついつい食べ過ぎてしまう人に起きます。肥満、**メタボリックシンドローム**（25ページ）、**脂質異常症**（血液中の脂質の値が基準値から外れた状態）、**糖尿病**（96ページ）があると発症しやすくなります。

脂肪肝は男性に多いのですが、女性も50歳以降になると増え始めますから、40〜50代から食生活に気をつけたいものです。

＊予防法・対策は？

肥満、メタボ、脂質異常症、糖尿病、高血圧といった生活習慣病にならないような生活を送ることに尽きます。**ＢＭＩ**〈体重（kg）÷（身長（m）×身長（m））〉**が25未満**になるように、意識してコントロールしてほしいです。具体的には次のような点を意識してください。

●食生活の改善⬇腹八分目を心がけます。糖質や脂肪分の摂りすぎに注意し、アルコール、ジュースや清涼飲料水を飲み過ぎないようにしましょう。

食事のバランスにも気を配ってください。緑黄色野菜を食べて、ビタミン、ミネラルを積極的に摂るようにします。食物繊維が豊富な野菜や海藻類も摂ってください。果物を食べるときは果糖の摂りすぎに注意しましょう。

●運動⬇ウォーキングといった有酸素運動、あるいは筋力トレーニングを生活に取り入れましょう。運動メニューは127ページでご紹介しています。

●肝機能検査を受ける⬇異常値があれば、すぐに適切な治療を受けましょう。

痛風・高尿酸血症

＊こんな人は要注意☞30代以上の男性／肥満傾向／お酒好き／ストレスが多い／家族に痛風の人がいる／閉経後の女性

＊どんな病気？

血液中に残った尿酸という物質が結晶となり、それを白血球が攻撃すると急性関節炎が発症します。これが**痛風**の発作で、多くの場合は足の親指の付け根が激しい痛みと腫れに襲われます。足の親指だけではなく、足関節やアキレス腱のつけ根、膝、手の関節が痛むこともあります。

では、なぜ痛風の発作がおきるのでしょうか。もう少しくわしく説明しましょう。

冒頭で述べたように、痛風の発作を起こしているのは尿酸です。尿酸とは、食事によって摂りこまれた「プリン体」（細胞の成分）が、肝臓で分解された結果、生じる物質です。

血液中の尿酸の濃度（尿酸値）は通常、一定に保たれていますが、プリン体を含む食物をたくさん食べたり、うまく排泄されなかったりした場合、血液中の濃度が高くなります。尿酸値が7㎎／dℓを超えた場合です。この状態を**高尿酸血症**と言います。この状態が続くと尿酸が結晶になって固まります。この尿酸結晶が前述のように痛みの発端となるのです。

では尿酸値は低ければ低いほどよいかというと、そうではありません。尿酸は抗酸化物質でもあるので、抗炎症作用をもっています。減りすぎると酸化や慢性的な炎症などが起こりやすくなるのです。したがって適度な量は必要なのです。

プリン体は避けられない

冒頭でも挙げましたが、改めて、どんな人が痛風に気を付けるべきなのか、説明していきましょう。

よく知られているように、痛風に悩まされるのは圧倒的に男性です。これは男性のほうが、女性より尿酸値が高いからです。女性ホルモンには尿酸の排泄をうながす働きがあるためです。だから女性も、閉経して、女性ホルモンの分泌が減ると、痛風になる可能性があります。

男性の中でも気を付けるべきなのは肥満傾向のある人です。肥満になると尿酸を排泄する機能が低下しやすい上に、そうした方はアルコール摂取量が多かったり、甘いものが好きだったりと、そもそも食生活に問題があるケースも少なくないのです。

では、なぜお酒が問題なのでしょうか。それはアルコールが体内で分解されるとき、尿酸値が上がるからです。ですから、どんな種類のお酒でも痛風に良いわけではありません。ただ、プリン体を含む量は、お酒の種類によって異なります。よく知られていますが、ビールに最も多く含まれています。ウィスキーや焼酎といった蒸留酒にはあまり含まれていませんが、いま申し上げたように、多く飲んでしまえば尿酸値は上がります。

また、レバーや肉など、プリン体の多い食物を避けるのもいいのですが、プリン体が含まれていない食べ物は探すのが難しいほどです。ですから**食べる量を減らす**というのが最も現実的な対策なのです。

こうした飲食物だけではなく、ストレスや短時間の激しい運動も、尿酸値を上げるので注意が必要です。

このほかには遺伝的な要素も無視できません。家族に痛風の人がいる場合は、やはり痛風になりやすいのです。

痛風が招く怖い未来

痛風が怖いのは、強い痛みがあるからですが、とはいえ、その痛みは薬で抑えられます。ほんとうに怖いのは、尿酸値が高いのに痛みのない人です。

高尿酸血症の人は約1000万人いるのに、痛風の患者さんは約100万人。つまり9割の人には痛みがありません。検査を受けなければ、自分が高尿酸血症であることもわからないし、痛みがなければ、治療を受けない可能性があります。

もし高尿酸血症のままの状態でいると、将来、次のような大変なことになる可能性があります。

●**動脈硬化**⬇尿酸が血管の壁を傷《いた》めることで、動脈硬化が起きやすくなります。動脈硬化は**心筋梗塞・狭心症**（134ページ）、**脳梗塞**（88ページ）などの恐ろしい病気につながります。

高尿酸血症の方は、肥満であったり、痛風を起こしやすい食生活であったりするので、前述のような動脈硬化性疾患を起こす確率が高いのです。男性ならば50代以降、女性ならば60代以降に発症する人が増えてきます。もちろん糖尿病にもなりやすいので注意が必要です。

●**腎臓への悪影響**⬇「痛風腎」という病名があるように、腎臓の働きが悪くなります。尿酸が腎臓にたまることで腎臓の機能が低下するのです。

尿酸値の高い状態が続くと、**腎臓結石、尿路結石**（29ページ）や**腎不全**（腎臓の機能がおちて、老廃物を十分排泄できなくなる症状）になりやすくなります。腎不全が進行すると人工透析を余儀なくされる場合もあります。この状態を放置すれば**尿毒症**（腎不全の末期症状）となり、命にかかわるからです。

＊治療法は？

高尿酸血症の状態なのに痛みがない場合は、薬物治療をおこないます。体内で尿酸が作られすぎるのを抑える薬か、尿酸の排泄をうながす薬を症状に応じて処方します。

発作がおきて、痛みが生じている場合は、痛み止めの薬を使います。

痛みは薬で抑えられますが、大事なのは、痛みが治まったあとです。痛風の発作が生じたときは、これを、生活習慣をあらためるチャンスをもらったと前向きにとらえて、生活習慣を改善したり、生活の中に運動を取り入れたりすることをお勧めします。これは痛みのない状態の方も同じで、痛みがないからといって放置していれば、動脈硬化や腎不全につながることは、すでに申し上げたとおりです。

＊予防法は？

繰り返しになりますが、生活習慣、食習慣を改善することです。

肥満気味の方は食生活を改善して、**脂肪肝**（16ページ）と同様に、ＢＭＩが25未満になるよう意識してください。

食事を摂るときにも、ちょっとした工夫ができます。プリン体は水に溶けるので、食材を煮て、水分の中に出して食べるのもいいでしょう。ただし、煮汁にはプリン体が溶け出していますから、それは飲まないことです。

お酒も適量を心がけてください。よく知られているように、日本酒なら1合（180㎖）、ビールは500㎖、ウィスキーはダブル1杯（60㎖）までにしましょう。

プリン体オフのビールであれば大丈夫かといえば、残念ながらそうとは言い切れません。アルコールを飲んで食欲が刺激され、プリン体が豊富に含まれる物をたくさん食べてしまうと、いくらプリン体オフのお酒であっても、あまり意味はありません。食べる量には気を付けましょう。

そして尿酸を排泄するために、水分の摂取も心がけてください。とくに腎結石、尿管結石ができた方は1日2ℓの飲水が目安です。

また、定期的に軽い運動をすることは、体重の減少や、ストレスの発散にも有効です。ただ激しい運動は尿酸値を上昇させますので、その点は注意してください。

メタボリックシンドローム

✴こんな人は要注意☞食べ過ぎ／運動不足／お酒好き／睡眠不足

✴どんな病気？

肥満には**内臓脂肪型**と**皮下脂肪型**の2種類があります。

内臓脂肪型肥満は文字通り、内臓の周りに脂肪がたまる状態ですが、メタボリックシンドロームとは、この内臓脂肪の蓄積をベースに、**空腹時血糖**（10時間以上絶食した空腹状態で測定した血糖値）、HDLコレステロール（いわゆる善玉コレステロール）や中性脂肪といった**血清脂質**（血液に含まれる脂質）、そして**血圧**が異常値を示している状態で、この基準は追ってご説明します。

中性脂肪は、人間が活動するための重要なエネルギー源ですが、使われなかったものの多くは皮下脂肪になってしまいます。すると生活習慣病のリスクも高まるのです。

内臓脂肪型の肥満は動脈硬化を進行させるだけでなく、**糖尿病**（96ページ）や**脂質異常症**（悪玉〈LDL〉コレステロールや中性脂肪が多すぎる、もしくは善玉〈HDL〉コレステロールが少なすぎる、といった状態を示す病気）、**高血圧**（10ページ）、さらには、心疾患（**心筋梗塞・狭心症**＝134ページ、**弁膜症**＝207ページ）、脳血管疾患（**脳梗塞**＝88ページ、**くも膜下出血**＝92ページ、**脳出血**＝138ページ）を引き起こす原因になります。さらに高齢になると、**サルコペニア**（252ページ）という筋肉が減少する症状を引き起こすこともあります。

メタボリックシンドロームの基準

1の腹部肥満であって、なおかつ2〜4の3項目のうち2つ以上該当する場合、メタボリックシンドロームと診断されます。

1、腹部肥満……ウエストサイズ　男性85㎝以上／女性90㎝以上

2、中性脂肪値・HDLコレステロール値……中性脂肪値が150㎎／dℓ以上、HDLコ

レステロール値が40㎎／dℓ未満のいずれか、または両方。
3、血圧……収縮期血圧（上の血圧）130mmHg以上、拡張期血圧（下の血圧）85mmHg以上（いずれか、または両方）
4、血糖値……空腹時血糖値　110㎎／dℓ以上

なお、中性脂肪値が高い、またはHDLコレステロール値が低い、血圧が高い、糖尿病がある、といった理由で内服薬を飲んでいる場合には、検査値が正常でもそれぞれ該当します。

＊予防法・対策は？

運動不足や食べすぎ、睡眠不足、不規則な生活など、生活習慣の乱れが積み重なっていることが多いため、その改善が必要になります。生活習慣については66ページを、運動については127ページをお読みください。

心筋梗塞《しんきんこうそく》（冠攣縮《かんれんしゅく》型）

✷こんな人は要注意☞喫煙者／ストレスが多い／生活が不規則

✷どんな病気？

発症から24時間以内に亡くなることを「突然死」といいますが、心臓が原因となる突然死でもっとも多いのは**心筋梗塞・狭心症**で、全体の50～60％を占めるとみられています。134ページで詳しく説明しますが、動脈硬化によって血液の流れが悪くなり、胸が痛くなったりするのが狭心症で、さらに動脈硬化が進んだ結果、引き起こされるのが心筋梗塞です。次に多いのが**心筋症**（心筋のポンプ機能がうまく働かなくなった状態）で、全体の30～35％です。

一般的な心筋梗塞は、コレステロールなどで血管が狭くなる狭心症が原因で、60歳代から増えていきます。しかし40歳代、50歳代でも起きるのが、この冠攣縮《かんれんしゅく》型心筋梗塞です。心臓に血液を送る血管（冠動脈）が何らかのきっかけで、攣縮《れんしゅく》（異常収縮）・狭窄《きょうさく》（狭くなること）を起こすことによって狭心症を発症し、そのまま心筋梗塞に移行する病気です。

攣縮の原因は？

　冠攣縮《かんれんしゅく》型はコレステロール値などとは必ずしも関係ありません。欧米人よりも日本人に多いとされ、日本人の狭心症の約４割とも言われます。夜中や明け方に発作が起きやすく、急激に寒いところに行ったときや、お酒を飲んだときに発作が起きることがあります。しかし**前兆はない**のが特徴です。

✷予防法は？

　きっかけは冷たい風というケースがあります。ですから冬場に外にでるとき、マフラーなどを首に巻くことをお勧めします。首筋を守るようにしましょう。血管のけいれんが起きた場合には、ニトログリセリンをなめると２～３分後には解除され、血流が回復します。

尿路結石

✷こんな人は要注意☞メタボ／肥満／糖尿病／閉経後の女性

✷どんな病気？

腎臓から尿道までの間に結石（シュウ酸カルシウム、リン酸カルシウム、尿酸などが固まったもの）ができる病気です。ほとんどの場合、腎臓で石がつくられ、そこから膀胱《ぼうこう》に至るまでの尿管、そして膀胱へと移動します。

最初に発症するのは、30～40歳代が多く、男性によくみられます。おおまかにいえば男女比は2対1程度です。

✷こんな症状には要注意！

典型的な症状は次のふたつです。

●**痛み**……背中から腰にかけての激しい痛み、あるいは鈍痛。

●**血尿**……赤いと認識できるぐらいの血尿。鮮血の鮮やかな色ではなく、やや濁った、濃い目の赤であることが多いです。

背中や腰の痛みがあって血尿がでる、という症状ならば、結石の可能性が疑われますが、もしこれといった症状がなくて血尿がでる場合は、気をつけた方がいいかもしれません。がんの可能性もあるからです。

原因は？

●水分不足⬇水分をあまり摂らない人や、職場が暑くて汗をたくさんかく人は、たくさん水分を摂取する人よりも尿が濃縮されて、結石になりやすいと言われています。つまり暑い環境で汗をたくさんかきながら仕事をし、水分補給が追いつかないと、石ができやすいというわけです。

●食生活⬇尿路結石を発症する背景には、西洋的な食生活があると指摘されることがあります。シュウ酸、たんぱく質、尿酸といった成分が結石の原因になりやすいのは事実です。動物性の脂肪や、たんぱく質を多くとると、尿中のシュウ酸や尿酸が増えて結石を作りやすくなります。一方で、カルシウムはシュウ酸が腸から吸収されるのを抑えるといわれています。

しかし研究者の論文の中には、それとは逆の報告をするものもあるので、「食べ過ぎはよくない」といった程度で理解しておくのもいいかもしれません。洋食ではありませんが、石の成分であるシュウ酸は、ほうれん草、タケノコ、サツマイモなどにたくさん含まれています。これも適度な量を食べていればいいでしょう。また、加熱するとシュウ酸の量は減少します。

●**高尿酸血症**⬇結石の8〜9割はシュウ酸カルシウムか、リン酸カルシウムで出来ていますが、残りの1割は尿酸結石といって、尿酸値の高い人ができやすいのです。高尿酸血症は**痛風**（19ページ）で説明したように、動脈硬化の原因にもなります。もし尿酸結石ならば、生活習慣を改めるきっかけができたと思って、取り組んでみるのもいいでしょう。

✴治療法は？

結石の直径が4㎜以上あると、自然と体外へ流れ出るのは難しいので、手術というケースが多くなります。衝撃波やレーザー、超音波で破砕する方法や、内視鏡を使いながら取り出すという方法もあります。長い間、結石が出てこないと、腎臓の機能が落ちます。そうした場合や、痛みが我慢できない場合には、手術をしたほうがよいでしょう。

✴予防法は？

尿路結石は、再発する人が少なくありません。基本的には**水分を多めに摂ること**が予防になります。食生活や職場の環境はなかなか変えられないかもしれませんが、尿路結石はこうした条件と結びつきが強いので、努力して生活習慣を改めたほうがよいでしょう。あの痛みは繰り返したくないと思うのです。

乳がん

✷こんな人は要注意☞40～50代以上の女性／肥満／喫煙者／お酒好き

✷どんな病気？

乳房は母乳（乳汁）をつくる乳腺と、乳汁を運ぶ乳管、それらを支える脂肪などからなっています。乳がんとは、この乳腺にできる悪性腫瘍です。

女性にとって40歳代は乳がんのリスクが高まる時期です。閉経期にさしかかる頃、女性ホルモンであるエストロゲンの分泌が減少することが影響していると思われます。

乳がんは年間で６万人以上がかかっており、発症頻度がいちばん高いのは、45歳から50歳ぐらいまでです。

✷こんな症状には要注意！

●乳房のしこり⬇乳がんが進行すると腫瘍が大きくなり、注意深く触ると、しこりがわかるようになります。ただし、しこりがあるからといって、すべてが乳がんというわけではありません。気になる場合は専門医に診てもらいましょう。

●乳房の皮膚の変化⬇乳がんが乳房の皮膚の近くに達すると、エクボのようなひきつれができたり、乳頭や乳輪部分に湿疹《しっしん》やただれができたり、オレンジの皮のように皮膚がむくみ、赤くなったりします。これも乳がん以外の病気でも起こるので、詳しい検査をする必要があります。

●乳房周辺のリンパ節の腫れ⬇乳がんは、乳房の近くにある、わきの下のリンパ節（腋窩《えきか》リンパ節）に転移しやすく、進行すると胸骨のそばのリンパ節（内胸《ないきょう》リンパ節）、鎖骨《さこつ》上のリンパ節に転移します。腋窩リンパ節が大きくなると、わきの下などにしこりができたり、腕がむくむ、腕がしびれるといった症状が出ることがあります。

＊対処法・治療法は？

乳がんの治療では、手術によってがんを取りきることが基本となります。それ以外には放射線治療、薬物療法（内分泌療法、化学療法、分子標的治療など）があり、それぞれの治療を単独で行う場合と、複数の治療を組み合わせる場合があります。

これは乳がんに限ったことではありませんが、がんの性質や病期（ステージ）、全身の状態、年齢、合併する他の病気の有無などに加え、患者さんの希望を考慮しながら、治療法を決めていきます。

まず重要なのは、正確な情報を集めることです。国立がん研究センターの情報サイト「がん情報サービス」(https://ganjoho.jp/public/cancer/breast/treatment.html) などを参考にしてみてください。

手術（外科治療）の種類

手術には大きく分けて、乳房を残す「乳房部分切除術」と、乳房を全部切除する「乳房全切除術」とがあります。

●乳房部分切除術⬇腫瘍から1～2㎝離れたところで乳房を部分的に切除します。この手術を受けられる基準は一定ではなく、がんの大きさや位置、乳房の大きさ、本人の希望などによります。

●乳房全切除術⬇乳がんが広範囲に広がっている場合や、複数のしこりが離れた場所に存在する多発性の場合は、最初から乳房を全部切除する乳房全切除術を行います。

●乳房再建術⬇乳房切除術後に、患者さん自身のおなかや背中などから採取した組織（自家組織）、またはシリコンなどの人工物を用いて、新たに乳房をつくる手術です。乳頭を形成することもできます。再建の時期は、乳がんの手術と同時に行う場合（一次再建）と、数ヶ月から数年後に行う場合（二次再建）とがあります。

●わきの下のリンパ節郭清《かくせい》（腋窩《えきか》リンパ節郭清《かくせい》）⬇がん細胞はリンパ液の流れに乗って、周辺のリンパ節に入り込む、転移を起こすことが知られています。手術前にリンパ節への転移が明らかな場合や、手術の際にセンチネルリンパ節（がん細胞が最初に到達するリンパ節）にがんの転移が認められる場合は、手術の際、がんを取り除くだけでなく、がんの周辺にあるリンパ節を切除する「腋窩リンパ節郭清」が行われます。

放射線治療

放射線治療は、高エネルギーのX線や電子線を体の外から照射して行われます。がん細胞を通過した放射線は、細胞の増殖を阻害し、がんを小さくする効果があります。乳がんでは、乳房部分切除術のあと、温存した乳房での再発の危険性を低くするために、放射線治療が行われることが多くなっています。

薬物療法の種類

薬物療法には、「手術や他の治療を行ったあとにその効果を補う」「手術の前にがんを小さくする」「根治目的の手術が困難な進行がんや再発に対して、延命および生活の質を向上させる」などの目的があり、病期（ステージ）、リスクなどに応じて行われます。どのような薬物をどのように組み合わせて治療を行うかは、がんの広がりや性質、病理検査（組織や細胞の性質を詳しく調べる検査のこと）の結果などによって検討されます。薬物療法には以下のような種類があります。

●**内分泌（ホルモン）療法**➡乳がんは「ホルモン受容体」のあるものと、ないものに分けることができます。「ホルモン受容体」のある乳がんでは、女性ホルモンががんの増殖に影響しているとされています。内分泌（ホルモン）療法は、女性ホルモンの分泌や働きを妨げることによって乳がんの増殖を抑える治療法で、ホルモン受容体のある乳がんであれば効果が期待できます。

●**化学療法**➡いわゆる「抗がん剤」を用いる治療法です。細胞増殖を制御しているＤＮＡに作用したり、がん細胞の分裂を阻害したりすることで、がん細胞の増殖を抑えます。手術前に腫瘍を縮小させるために行う**術前化学療法**と、転移・再発を防ぐために手術後に行う**術後化学療法**があります。手術後に行うのは、どこかに潜んでいる微小転移を死滅させるためです。

●**分子標的治療**➡がんの増殖に関わっている分子を標的にして、その働きを阻害する分子標的治療薬を用いる治療法です。分子標的薬はがん細胞だけを狙い撃ちにして治療をするため、一般に副作用は軽いのですが、寒気や発熱など特有の症状が出ることがあり、確認しながら治療していきます。

✴予防法・対策は？

乳がんは、触ってチェックすることもできますが、生理で乳房がややかたくなったりする場合があります。大事なのは、触ってもわからないぐらい小さな段階で見つけることです。早期にみつければ、予後（病気が発症したあとの身体の具合）がよいとされているからです。早期発見の強い味方になってくれるのは**マンモグラフィ**です。乳房をプラスティック製の板ではさみ、専用のX線で撮影する検査です。

超音波を使った検査方法もありますが、乳腺が大きい人、つまり乳房が豊かな人はわかりにくい傾向があります。しかしマンモグラフィはそうした場合でも、検診の精度が大きく影響を受けることはありません。アメリカで多くの検査データを分析したところ、マンモグラフィは、乳がんを見つけられる頻度が高く、見逃す頻度が低いという研究結果がでました。マンモグラフィで発見された乳がんの70％は早期がんで、乳房温存手術となるケースが多いです。

難点は放射線を使っているという点です。局所的ではありますが被曝をしますので、毎年受けるということになれば、多少、リスクを考えておかなければいけません。ですから無症状の女性では、「40歳以上の場合は2年に1度」の頻度でマンモグラフィ検査を受けることを推奨しています。

諸外国ではマンモグラフィ受診率が80%ぐらいなのですが、日本はまだ50%を割っているという状況です。早期発見すれば予後もいいので、検診を受けて欲しいと思います。

適切な運動を

日本人を対象とした研究結果では、がん予防には禁煙、節度のある飲酒、バランスの良い食事、身体活動、適正な体形、感染予防が効果的といわれています。

過度の飲酒や閉経後の肥満が乳がんの発症リスクをあげると言われています。これらを避け、体重を管理し、身体活動度を高めることがよいと考えられています。一方、適切な運動は乳がんのリスクを下げると言われています。

それにくわえて、エストロゲンという女性ホルモンに気をつけてください。肉、あるいは人工肉に多く含まれており、若い頃からそうした食べ物を多く摂っていると、乳がんになる頻度が高くなるといわれます。

遺伝性乳がん

特定の遺伝子に生まれつき変異（変化）を持っている女性は、乳がんに罹患しやすいことが知られています。アメリカの人気女優、アンジェリーナ・ジョリーさんが、乳がん予防のために乳房を切除したというニュースが話題になったのは２０１３年のことでした。彼女の母親や親族が何人も乳がんや卵巣がんにかかっており、遺伝子検査を受けたところ、家族性（遺伝性）乳がんの原因遺伝子変異を受け継いでいることが判明したのです。

ジョリーさんのように家族性の乳がんが疑われる場合、ＢＲＣＡ１、ＢＲＣＡ２といった遺伝子が、生まれつき変異していた可能性があります。ＢＲＣＡ１はがん抑制遺伝子というもので、傷ついたＤＮＡを修復し、がんが発症しないようにするブレーキの役割を担っています。いまは遺伝子検査を行える環境が整っている医療機関が増えましたから、気になる人は検査を受けることができます。

もし、ＢＲＣＡ１という遺伝子に変異が見つかった場合、ジョリーさんの例もありますから、乳房の摘出を行うと思われがちですが、それは一般的ではありません。

乳房ではなく卵巣の摘出が標準的な治療です。というのも、乳がんはマンモグラフィで早期発見が可能ですが、卵巣がんは早期に発見する検診方法がまだないからです。卵巣を摘出したあと、ホルモン療法をしますので、それによって卵巣がん、乳がんの発症を抑制する効果があります。

難聴

✷こんな人は要注意☞血縁者に両側性（両方の耳）の難聴の人がいる／糖尿病

✷どんな病気？

改めて説明するまでもなく、聴力が低下する症状です。60歳代から急増しますが、ごく軽い難聴が進み始めるのは30歳代からだと言われています。

いわゆる〝モスキート音〟というのをご存じでしょうか？　蚊の羽音1万6000ヘルツよりもさらに高い周波数の音を指すのですが、地下道などでネズミを撃退するのに、こ

耳の構造

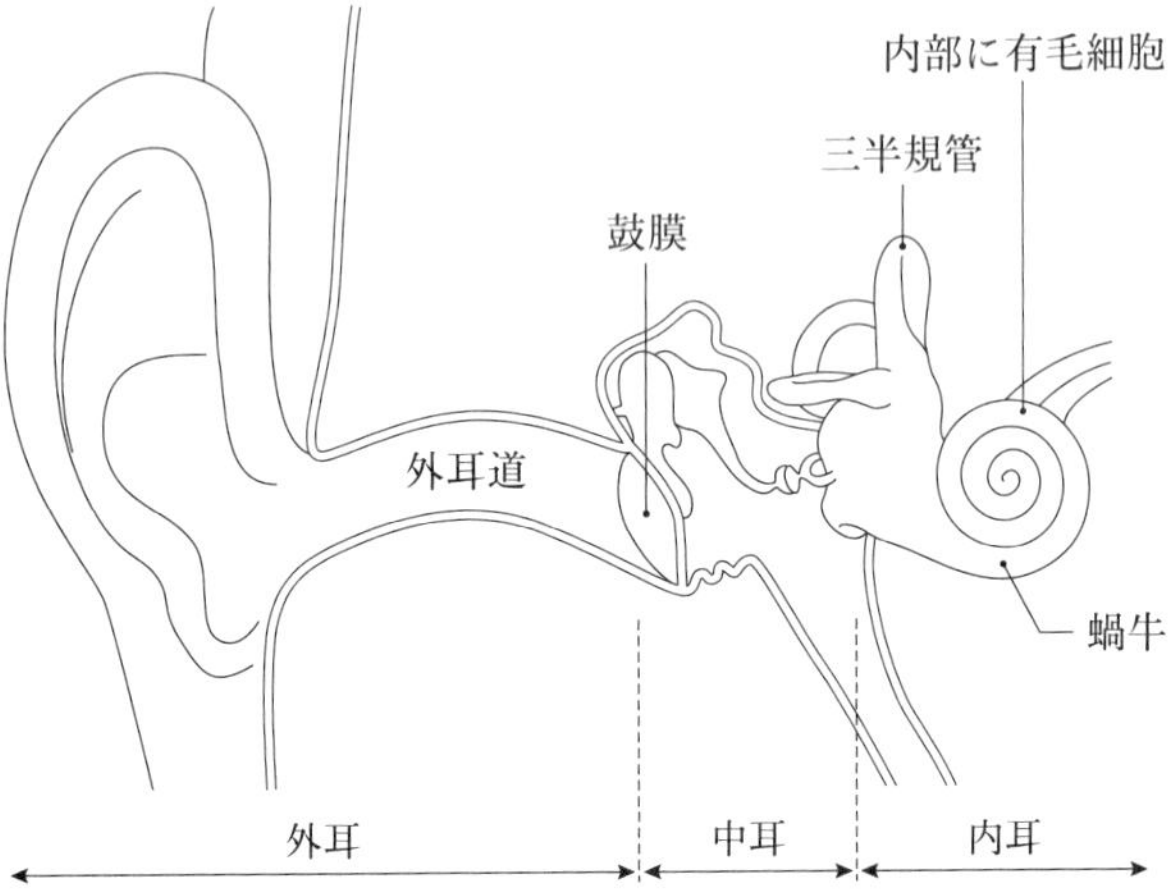

の高周波が使われています。10代、あるいは20代までならば聞こえるかもしれませんが、それを超えるとかなり難しくなります。歳とともに、周波数の高い音から聞き取りにくくなるのです。

難聴のメカニズム

音を聞き取る際、重要な役目を果たしているのは、耳の奥（内耳）の蝸牛《かぎゅう》内部にある音のセンサー、有毛細胞です。なかでも外有毛細胞は、いろいろな周波数の音を、毛という構造物が震えることで増幅して伝えます。内有毛細胞は、音を電気信号に変えて脳に伝える働きをしています。こうした有毛細胞は摩耗しやすいのです。しかも一度、摩耗してしまうと再生できません。1秒間に何千、何万というレベルで振動しているので、摩耗は避けられないのです。

したがって、騒音の多い都会に住む人のほうが、静かな田園地帯で暮らす人よりも、摩耗はしやすくなります。

✴予防法・対策は？

最近は、いつも音楽を聴く習慣を持っている人が多いので、長時間、聴き続けないように注意が必要です。イヤフォンも一昔前にくらべると、ずいぶん音圧が弱いものに改善されてきましたが、ヘッドフォンタイプのほうが耳への負担は軽いでしょう。イヤフォンタイプはどうしても鼓膜に近いので、耳への負担は重くなります。ノイズキャンセリング機能がついたヘッドフォンがあれば、そちらのほうが耳にやさしいと思います。

40〜50歳代までの人が、聴力が落ちたな、と感じることはほとんどないと思います。しかし有毛細胞は消耗品であることを考えると、難聴予防のためにも、若い頃から耳をいたわってあげたほうがよいでしょう。難聴は認知症の原因にもなるからです。これは164ページでくわしく解説しています。

また、難聴になるリスク要因として遺伝がありますので、血縁者に両側性の難聴の人がいる方は、意識しておいたほうがよいでしょう。

糖尿病をはじめとした生活習慣病も難聴のリスク要因です。耳の血管が傷みやすいこと、糖尿病による神経障害がおこることなどから、生活習慣病の中でも糖尿病の方の難聴のリスクが最も高く、2倍以上という報告もあります。きちんと血糖コントロールがされていればリスクは下がりますので、治療を受けましょう。

メニエール病

✷こんな人は要注意☞40代の女性／几帳面／ストレスをためやすい

✷どんな病気？

この病気の主な症状はめまいで、難聴、耳鳴りなどをともなう発作が繰り返しおこります。原因は「内リンパ液」が溜まりすぎたためです。耳の奥にあって、バランス感覚をつかさどる三半規管と音を感じとる蝸牛《かぎゅう》（42ページ図参照）という部分は、内リンパ液で満たされています。その内リンパ液が何らかの原因でたまりすぎてしまうことがあり、それによって三半規管や蝸牛が圧迫されると、バランス感覚や、音の聞こえ方に問題が生じます。30歳代から40歳代の女性に多い病気ですが、最近は60〜70歳代でも発症するケースがあります。

✷こんな症状には要注意！

●回転性の激しいめまい➡自分自身か周囲のもの、あるいはその両方が回転している感覚です。めまいのときに覚えるのは、ぐるぐる回る、体がフワフワして雲の上を歩いているような感じなど、人によって異なります。

めまいは、20分から数時間続きます。いったんおさまっても、数日おきに起きることもあります。頻度はまちまちで、年に数回という人もいます。

●難聴、耳鳴り、耳が詰まった感じ➡いま挙げたような耳の症状をともなうことが多いです。加齢性難聴は高い音から聞こえにくくなりますが、メニエール病は低い音から聞こえづらくなるのが特徴です。

✷対処法・治療法は？

基本的には、利尿薬を中心に循環改善薬や副腎皮質ステロイド薬、ビタミン、ときには抗うつ薬を組み合わせることもあります。その際、睡眠や運動、塩分の制限といった生活習慣を整えることも必要になります。治りにくい場合は、中耳に圧力を加える中耳加圧療法をおこなうことがあります。それでも、めまい発作のコントロールがうまくいかない場合は手術をすることもあります。

✷予防法・対策は？

内リンパ液が増える原因は、ストレスや疲労、気圧の変化、ホルモンバランスの崩れといったものが考えられています。疲れると体がむくんだりしますので、疲労や寝不足は大敵です。

緑《りょく》内障《ないしょう》

✷こんな人は要注意☞強度の近視／片頭痛／冷え性／低血圧／高血圧／糖尿病／家族に緑内障の人がいる

✷どんな病気？

緑内障とは視神経が傷《いた》んだ結果、見える範囲（視野）が狭くなる、視野の中に見えない部分（暗点）ができる、という病気です。

けっして珍しいものではなく、40代以上の日本人の100人に5人は緑内障であると言われています。しかし、緑内障と診断されて、治療を受けているのは5人のうち1人だけとも言われています。というのも、通常、人間は両目で見ていますから、片目の視野が一部、欠けていても、もう一方の目で補うことができるので、なかなか症状に気がつかず、治療が遅れてしまうのです。そればかりか初期には自覚的な症状が出にくいため、緑内障と診断されても、そのあと放置してしまう方も多く見受けられます。

しかし、この病気の怖いところは、治療をしないと失明することです。先天性ではなく成長後に視力を失ってしまう「中途失明」の原因で、もっとも多いのが緑内障です。緑内障と指摘されている方は、できるだけ早く治療を開始してほしいと思います。

なぜ視神経が傷むのか

緑内障と大きく関係しているのは、眼の中の圧力「眼圧《がんあつ》」です。眼圧とは、眼球を正常な形に保つために必要な圧力のことで、この眼圧が高い状態がつづくと、緑内障になると考えられています。

目の構造

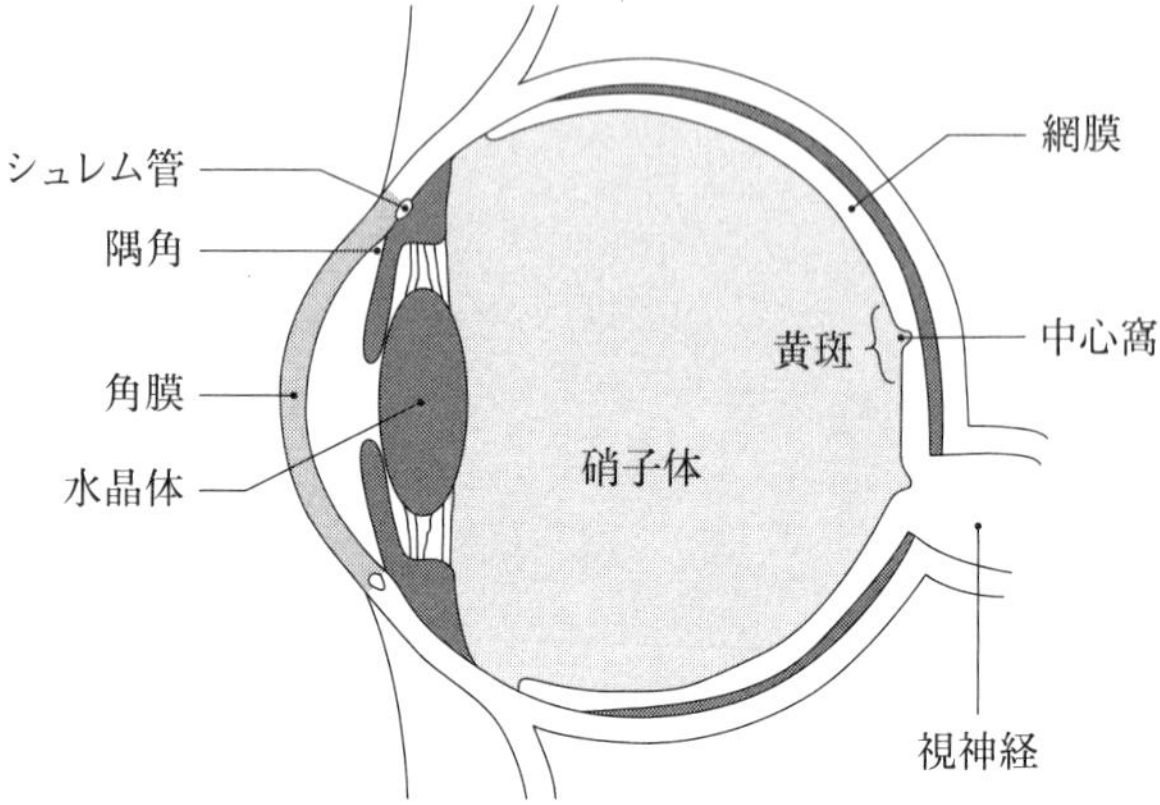

　ではなぜ眼圧が上がるのでしょうか？　鍵を握っているのは目の中で作られる房水《ぼうすい》という液体です。房水は眼圧を正常に保つために機能すると同時に、目の中へ酸素や栄養を運び、老廃物を取り除く役割も担っています。

　通常、房水は隅角《ぐうかく》（図参照）という部位から排出され、適正な眼圧が保たれているのですが、何らかの理由で出口が目詰まりを起こし、排水がうまくいかなくなることがあります。そうなると眼圧が次第に上昇し、視神経に負担をかけてしまいます。その結果、視神経が傷んでしまうのです。

　隅角が目詰まりを起こしていなくても、その先の排水ルートが詰まっている場合もあり、やはり同じように眼圧が上昇して、視神経が傷むこともあります。

ところが眼圧が正常でも、緑内障になるケースもあります。これは「正常眼圧緑内障」と呼び、日本人にはこのタイプが多いので注意が必要です。なぜ眼圧が正常なのに緑内障が進行するのか。その原因はよくわかっていませんが、もともと視神経が弱くなっているからだと思われます。また、加齢の影響もあると考えられます。

また、網膜の血流が悪い人は、視神経に栄養や酸素が供給されにくくなるため、視神経そのものが弱ってしまう可能性があります。その結果、眼圧が正常でも、緑内障になるリスクが高まると考えられています。末梢の血流障害が原因である冷え性の人や、低血圧の方のリスクが高まるのはそのためです。

高血圧症の方は、網膜の血管が動脈硬化をきたして血流障害が生じやすいため、緑内障のリスクが高まります。糖尿病の方も同じく血流障害をきたすのでリスクが上昇します。

片頭痛は頭部などの血管が拡張することで生じるとされていますが、網膜の血流もこの循環の変化を受けてしまうため、片頭痛の方は緑内障になりやすいと考えられています。

強度近視の方は網膜や視神経が引き延ばされて、視神経にかかる圧力が高くなってしまうため、緑内障のリスクが高いと考えられます。

これらに加えて、緑内障は遺伝的な要因があるので、血縁に緑内障の方がいる場合はリスクが上昇します。

✷こんな症状には要注意!

初期から中期の段階では、はっきりとした自覚症状はあまり出ません。気づかないうちに視野が狭くなっていくのです。自分ではなかなか気が付かないので、後述する視野検査が重要となります。

病状が進むと、視野の真ん中に黒い斑点が出てきます。普段は両目で見ているので気づきにくいのですが、片目でみて、見えるかどうかをチェックしてみてください。いちばん良いのは、健康診断などで緑内障を疑われた際、きちんと眼科で検査してもらうことです。

✷対処法・治療法は?

緑内障であるかどうかは次のような検査で調べます。

●視力検査➡初期から中期のレベルではあまり視力が落ちることはありません。視力が低下するのは、緑内障がかなり進んだ段階です。

●眼圧検査➡眼圧が上がっているケースも多いのですが、前述のように、眼圧が正常でも緑内障を発症していることがあり、このタイプは日本人に多いので要注意です。

●**眼底検査**⬇視神経線維の厚みを検査します。薄くなっていると、遠からず視野が悪化することが予想されます。状態にもよりますが、薄い場合は検査を半年に１回にするなど、頻度を増やすこともあります。

●**視野検査**⬇検査装置をのぞき、光が見えるかどうかを調べます。どの程度、視野が欠けているかを調べる場合は、光を動かす動的視野検査を行います。

●**隅角検査**⬇眼圧が上昇している原因を調べるために行います。

どうやって治療するのか？

●**目薬**⬇まず点眼薬で眼圧を下げ、緑内障の進行を抑えます。適正な眼圧は、年齢や症状の進行状況によって変わります。若い方で、視野欠損の進行が速い患者さんであれば、大きく眼圧を下げることが必要になります。逆に、眼圧は少し高めでも、あまり進行していない患者さん、特に高齢者であれば、少し下げるだけにとどめるなど、治療法には個人差があります。

●**手術**⬇点眼薬で眼圧が下がらなくなった場合に、房水を排水するための道を新たにつくる手術をします。小さな金属製の筒（インプラント）を眼球に埋め込む手法が主流です。

インプラントを用いない、昔から行われている手術もありますが、近年は手術機器の進歩もあって、手術時間は短くてすむことが多く、患者さんの負担も少なくなっています。

この手術をすれば房水は流れ出しやすくなりますが、何年かすると、ふたたび隅角が目詰まりして、眼圧が上がってくることもあります。同じ場所を何度も手術することは難しいので、可能なら、手術はのちのちまで切り札として取っておきたい。できるだけ長く目薬で対処して、「あとは手術するしかない」という段階まで後回しにします。

ちなみに、手術をしたからといって、視力が回復したり、欠けた視野がもとに戻ったりすることはありません。そこが手術によって視力が改善する**白内障**（232ページ）とは違う点です。一度、進行してしまった緑内障を手術によって治すことはできません。だからこそ、早期からの治療が重要なのです。

＊予防法・対策は？

緑内障の予防法はとくに見当たりません。対策として言えるのは**きちんと検査を受けること**です。40歳を過ぎたら、定期的に「緑内障の検査」を眼科医で受けてほしいと思います。検査は保険診療でできます。

緑内障が疑われ、視野検査を受けても、とくに異常が見当たらなかった場合、検査は2、

3年に一度でいいと思いますが、決して検査そのものを怠らないでください。ある患者さんは40代のとき「緑内障の疑いがある」と指摘されたので、なんどか眼科で検査を受けたのですが、そのたびに「異常なし」と言われたそうです。そのため、しばらく検査しなかったところ、その間に症状が進んでいて、視野が大きく欠損してしまったのです。

このように検査をうけた結果、視神経線維の厚さが薄くなっている、と診断されたら、1年に一度は検査を受けた方が無難です。また、緑内障の疑いがあると言われたら、できるだけ同じ眼科医の診察を受けることをおすすめします。ゆっくり進む病気なので、同じ眼科で継続して視野検査をうけることで、わずかな変化も発見しやすくなるからです。

片方の目が緑内障になると、もう片方もリスクが高まるので、引き続き検査を受けたほうがよいでしょう。

眼瞼下《がんけんか》垂《すい》

✷こんな人は要注意☞ハードコンタクトレンズを長く使ってきた人／白内障や緑内障などの手術を受けた人／目の外傷を受けたことのある人

✷どんな病気？

上のまぶたである**眼瞼**《がんけん》が正常な位置よりも下がってしまう病気で、まぶたの下がり方によっては上方の視野がせばまり、見えにくくなります。眠くなったときにまぶたが下がってきて、半分目が閉じたような状態を想像するとわかりやすいかもしれません。

原因は先天性と後天性に分かれますが、多くは加齢や、ハードコンタクトレンズの長期使用にともなう後天性のもので、ハードコンタクトレンズが原因の場合は、30～40歳代でなることがあります。ハードコンタクトレンズを長期間、使用すると、まぶたを上げ下げするときに働く挙筋腱膜《きょきんけんまく》や、ミュラー筋といったまぶたを持ち上げる筋肉がコンタクトレンズと恒常的に接触することで硬くなり（線維化）、まぶたを持ち上げようとする筋肉の動きがうまく伝わらなくなるのです。

いま40代、50代の人が若いときは、ソフトコンタクトレンズのクオリティがあまり高くありませんでした。そのため眼鏡をかけるのが嫌なら、ハードコンタクトレンズを使うことになり、その影響が20〜30年後に現れてきたと考えられます。

加齢が原因となるのは60歳代の章（181ページ）で説明していますので、そちらもお読みください。

白内障や緑内障などの手術を受けた方が要注意なのは、手術に使用する器械のためです。手術ではまぶたを開いたままにする器械を使用しますが、その圧迫によって、まぶたを上げる筋肉が本来の位置からはがれてしまうことが原因とされています。

また、外傷などでまぶたに強い衝撃が加わることが原因になることがあります。

＊こんな症状には要注意！

この病気は、徐々に進行していくタイプです。**目が疲れやすい、まぶたが重くなる、視野が狭い、頭痛や肩こりがひどくなる**といった症状が出たら、この病気のことを意識してみてください。

頭痛や肩こりが関係あるのか、と疑問に思うかもしれませんが、患者さんの眉毛をみるとわかります。下がり気味のまぶたを上げようとして、無意識に眉毛も挙げているので、肩が凝りやすいのです。実際、眼瞼下垂を治療したら肩こりが減ったという、患者さんの声を聞きます。

✷対処法・治療法は？

有効な治療法は**手術**です。上まぶたの皮膚を切開して、挙筋腱膜《きょきんけんまく》が瞼板《けんばん》に付着している部分がゆるんでいるのを、縫ってきちんと止めなおします。局所麻酔によって日帰りも可能ですが、入院してもらう医療機関もあります。

手術をしてまぶたが上がると、視界が広がり、見えやすくなります。ただ、見た目がかなり変わるので、美容整形をしたのかと思われることもあるようです。手術は決して美容目的ではなく、眼科的な疾患に対する治療として行いますが、手術前にはそうしたこともお伝えしています。

✷予防法・対策は？

ハードコンタクトレンズの使用は必要最小限にしてほしいところですが、必要に迫られて装用している方も多いでしょう。大事なことはリスクを理解して使用することです。

歯周病《ししゅう》

✷こんな人は要注意☞歯ぐきに炎症がある（赤くはれている）／歯並びが悪い／喫煙者／糖尿病／降圧剤を服用

✷どんな病気？

歯周病は、歯が抜けないように支えている歯ぐきや、骨（歯槽骨《しそうこつ》）、そして歯の根元の表面にあるセメント質と歯槽骨との間にある歯根膜《しこんまく》が破壊され、歯が抜け落ちてしまう病気です。この病気は歯肉炎、歯周炎に分けられ、次のような経緯をたどります。

●歯肉炎⬇歯ぐき（歯肉）が腫れたり、出血したりする症状がでます。原因は、歯と歯ぐきの間に、細菌がたまって歯垢（プラーク）がこびりつくからです。歯垢1㎎の中には、10億個の細菌がいるとされています。それらが歯ぐきに炎症を起こすのです。放置しておくと、歯周ポケット（歯と歯ぐきのすきま）が出来て、それが徐々に深くなっていきます。

●歯周炎⬇歯垢の中にも歯周病を起こす「歯周病菌」がいるとされます。歯垢を放置すると、「歯石」という物質に変質し、歯の表面にくっつきます。その歯石の中などに細菌が入り込み、歯周病を進行させる毒素を出します。この歯石はやっかいで、日常のブラッシングによる歯磨きだけでは取り除けません。

歯周病菌が歯周ポケットの中で増殖すると、歯槽骨を次第に溶かし始めます。すると歯ぐきに違和感があらわれます。これはまだ軽症の段階で、歯槽骨の破壊がさらに進むと、歯がグラグラと揺れるようになり、口臭がする、口の中がネバネバするという症状がでてくることもあります。健康的な歯ぐきはピンク色で引き締まっていますが、赤く腫れた状態になります。

炎症がさらに進むと、歯ぐきが減って歯の部分が多く見える、いわば歯が伸びたように見える場合があります。また、歯と歯のすき間が広がり、食べたものが詰まったりします。歯ぐきから膿や血がでることもあり、最終的には歯が抜け落ちてしまうこともあります。

40歳代後半からは歯周病対策を

歯周病は歯を失う最も大きな原因で、その割合は抜歯の原因の37・1％と、2位の虫歯の29・1％を上回っています（2018年「永久歯の抜歯原因調査報告書」8020推進財団調べ）。

歯周病というと、高齢者の病気というイメージがあるかもしれませんが、40代後半からぐっと増えていきます。厚生労働省が3年ごとに実施する「患者調査」（2017年調査）によると、「歯肉炎及び歯周疾患」の総患者数は398万3000人で、そのうち4㎜以上の歯周ポケット（歯と歯ぐきのすきま）がある「歯周病」の有病率は、25〜34歳で32・4％であるのに対し、45〜54歳になると一気に増え49・5％、65〜74歳で57・5％になっています。

10代後半から40代前半までは、虫歯の訴えが多いのですが、40代後半からは歯周病対策にシフトチェンジをする必要があります。

なかでも、日頃、口の中のケアを怠りがちな人、歯並びが悪く、歯垢がたまりやすい人などは注意が必要です。

また、糖尿病になると、口の中がかわきやすくなります。高血糖になると、唾液の分泌量が減るからです。その結果、歯周病菌が増殖しやすくなるので、歯周病にもなりやすいのです。

喫煙者は、喫煙しない人よりも、歯周病になりやすいデータがあります。その理由の一つは、タバコに含まれる化学物質には、歯肉からの出血を抑えたり、歯肉を硬くしたりする作用があるので、歯肉炎の発症に気づきにくくなるためだと考えられます。症状が重くなるまで放置されやすくなるというわけです。

血圧の降圧剤を服用している人が歯周病になりやすいこともわかっています。副作用で歯肉が腫れる場合があり、そのため歯垢がたまりやすくなるのです。きちんとブラッシングができていればいいのですが、磨き残しがあると、歯周病になりやすくなります。

＊こんな症状には要注意！

- ●朝起きたとき、口の中が**ネバネバ**する。
- ●ブラッシング時に**出血**する。
- ●**口臭**が気になる。
- ●歯肉が**むずがゆい**、**痛い**。
- ●歯肉が**赤く腫れ**ている。
- ●かたい物が**嚙みにくい**。
- ●歯が**長くなった**ように見える。
- ●前歯が出っ歯になったり、歯と歯の間に**隙間**ができている。**食物がはさまる**。

全項目に該当する場合は、歯周病の症状がかなり進んでいます。6項目に該当する場合、歯周病が進行している可能性があります。該当するのが3項目でも油断は禁物です。歯科医に定期的に通院して、予防に努めましょう。

放置するとリスクが

歯周ポケットの中には無数の歯周病菌がありますから、それらが血流を介して全身に行き渡ると、体に悪影響を及ぼします。人には約28本の歯がありますが、もしすべての歯に4㎜の歯周ポケットがあったと仮定すると、その炎症部分は合計すれば手のひら大になるといわれています。

想像してもらえばわかると思います。もし片手の手のひらが炎症でヒリヒリしていたら、落ち着いていられないはずです。口の中はいわば〝ブラックボックス〟のようになって見えにくいのですが、歯周病はそれだけの炎症を伴うのです。

また、歯周病があることで、発症しやすいとされているのが、**糖尿病**（96ページ）と**弁膜症**（207ページ）だという論文が、いくつも出ています。

✷対処法・治療法は？

●検査方法

レントゲン撮影、歯の動揺度など総合的に診断されます。その中で最重要な検査が歯周ポケットの深さの測定です。４㎜以上の歯周ポケットがある場合は「中等度歯周炎」、６㎜以上になると「重度歯周炎」と診断されます。

●治療法

・歯肉炎や軽い歯周病の場合⬇プラークや歯石を除去します。
・歯周病が進んだ場合
⬇フラップ手術＝歯ぐきの奥にあるプラークや歯石が器具で取れない場合には、局所麻酔をした上で歯ぐきを切開し除去します。

⬇ＧＴＲ法＝フラップ手術の後、人工膜（ＧＴＲ膜）を使って、ダメージを受けたセメント質、歯根膜、歯槽骨などを覆って、歯槽骨が再生するように治療します。

✷予防法・対策は？

かかりつけの歯医者を持ち、３ヶ月から６ヶ月に１回の定期的なメインテナンスを受けることが最も重要です。

タバコを吸っていると末梢血管の血流が悪くなり、治療をしても治りにくいので、歯周病を治すためにも禁煙は必須です。

こんな病気にも注意！

糖尿病

糖尿病とは、インスリンの働きが不十分なために、血液中のブドウ糖（血糖）が増えてしまう病気です。高血糖の状態が長く続くと、血管が傷つき、**心筋梗塞・狭心症**（134ページ）などの心臓病、**脳梗塞**（88・210ページ）、腎不全、失明、足を切断せざるを得ないような壊疽《えそ》といった重い合併症を引き起こす場合があります。

この病気が一気に増えてくるのは50歳代なので、詳しくは96ページで説明していますが、増加傾向は40歳代から見られます。２０１８年に厚生労働省が実施した「国民健康・栄養調査」によると、「糖尿病が強く疑われる者」の割合が、30歳代では男性が１・０％、女性が０・５％であるのに対し、40歳代では男性が６・８％、女性が３・５％と急激なペースで増えています。ちなみに50歳代では男性が18・6％、女性は4・7％と、とくに男性はさらに増加します。

糖尿病は、症状がでたときにはすでに遅く、予防と、検診を定期的に受けることで対処してほしいのです。

原因は肥満、かたよった食生活、運動不足です。それから遺伝素因も関係しているので、親や兄弟が糖尿病であれば、たとえやせていても、30代ぐらいから血液の検査などを受けてください。

COPD（慢性閉塞性肺疾患）

肺の機能が低下して、息切れや咳、痰などが出るのが主症状の病気です。70歳以降に現れやすいため、詳細は70歳代の章（221ページ）に書きましたが、40歳代でも発症することがあるので、意識していただきたい。

この病気はタバコで起きるケースが9割と言われますが、タバコに対する感受性が高い（タバコの影響をうけやすい）人であれば、40歳代でもCOPDを発症することがあります。

また、大気汚染物質などの外的な要因や、外的な刺激物質への感受性によっても、気道や肺に炎症が起こることがあります。感受性が高い人や、遺伝的にそういう感受性をもっている人は、40歳代以降、ＣＯＰＤを発症することがあります。

40歳以上で10年以上の喫煙歴がある場合、次のような症状があれば注意が必要です。

●同年代の人より、**息切れしやすい**。

●**風邪をひくことが多い**。

気になるようであれば、専門医の診断を受けてください。スパイロメーターという機器で検査します。

予防のために40歳代からできることは禁煙です。これは最低条件です。ＣＯＰＤだけではなく、喫煙は多くの病気を引き起こすリスクを上げます。どうしても止められない場合は、禁煙外来の受診を検討してください。

また、ＣＯＰＤの患者さんが、インフルエンザなどの感染症にかかると、病状に影響することがあります。普段から、手洗い・うがい、ワクチンの予防接種、口の中の衛生状態を保つ口腔ケアなど、感染症の対策は非常に重要です。

生活習慣を改めよう

国立長寿医療研究センター理事長　荒井秀典

病気の予防や対策として、「生活習慣の改善が必要」と言われます。不健康な生活を改め、次にあげるようなことを心がけようというものです。

●適切な運動⬇具体的なメニューは127ページ（現役世代向け）と265ページ（シニア向け）をお読みください。

●バランスのいい食生活⬇塩分は控えめ、脂っこい食事は避ける、肉より魚、野菜をたっぷり。

●お酒は適量⬇純アルコール量で1日20〜25g。ビールなら中びん（500㎖）1本、日本酒なら1合が目安です。

●タバコはやめる。

●規則ただしく生活し、十分な睡眠をとる。

そもそも、なぜこれらが病気の予防や対策につながっていると言えるのでしょうか。答えは単純。疫学調査に基づいているのです。千単位、あるいは万単位の人を対象にして、何年もかけて、ある条件を設定して、運動や食生活、その他の因子と、病気の発症頻度など健康状態と、どれぐらい関係があるかを科学的な手法で調査し、データを分析します。その結果、導き出された結果なのです。

「毎日、お酒を飲んでいたのにピンピンしている」「ヘビースモーカーだったのに長生きした」という方はいるでしょう。でも、そうした特殊な例を自分の都合のよいように解釈して、「タバコを吸っていても大丈夫だ」「たくさん酒を飲んでも問題ない」と考えてはいけません。

気持ちは理解できますが、そうした例外の方は特殊な遺伝子を持っていたのかもしれません。あまり参考にしないで、健康的な生活習慣の維持、もしくは改善に取り組んでください。健康寿命を維持できるかどうか、その分かれ道は目の前にあるのです。

第2章 50歳代——三大疾病のリスクが高まる年代

50歳代といえば、人生100年時代の折り返し地点を過ぎるころ。あまり認めたくはないかもしれませんが、老化の兆候が現れる時期なのです。

この頃から男女ともに生活習慣病が顕在化したり、がんや心筋梗塞、脳卒中といった三大疾病にかかったりするリスクが高まります。とくに女性の場合は閉経を迎えて、体調が不安定になりがちです。

病気の予防のためにも、体力や筋力が衰えないような日常生活を心がけることも必要です。

50歳代は、20年先、30年先を見据えた上で、健康のことを考える時期でもあります。仕事を辞めた後の過ごし方や、人生の後半をどう生きるか。それをこの年代から考えてください。

胃がん

✷こんな人は要注意☞ピロリ菌感染者／喫煙者／塩分の多い食事が多い／野菜・果物不足／家族に胃がんの患者がいる

✷どんな病気？

50代から急に増えてくるのが胃がんです。胃の壁の内側をおおう粘膜細胞が何らかの原因でがん細胞となり、無秩序に増殖して発生します。男女比は、2対1で男性のほうが多いがんです。

進行すると、胃の近くにある大腸や膵臓《すいぞう》にも広がっていきます。また、がん細胞がリンパ液や血液の流れに乗って、離れた臓器でとどまってふえる「転移」が起こることがありますし、おなかの中にがん細胞が散らばる腹膜播種《ふくまくはしゅ》が起こることがあります。

また、胃がんの中には、胃の壁を硬く厚くさせながら広がっていく「スキルス胃がん」というタイプがあります。早期の段階では内視鏡検査で見つけることが難しいため、症状があらわれて見つかったときには進行していることが多く、治りにくいがんです。

胃の構造

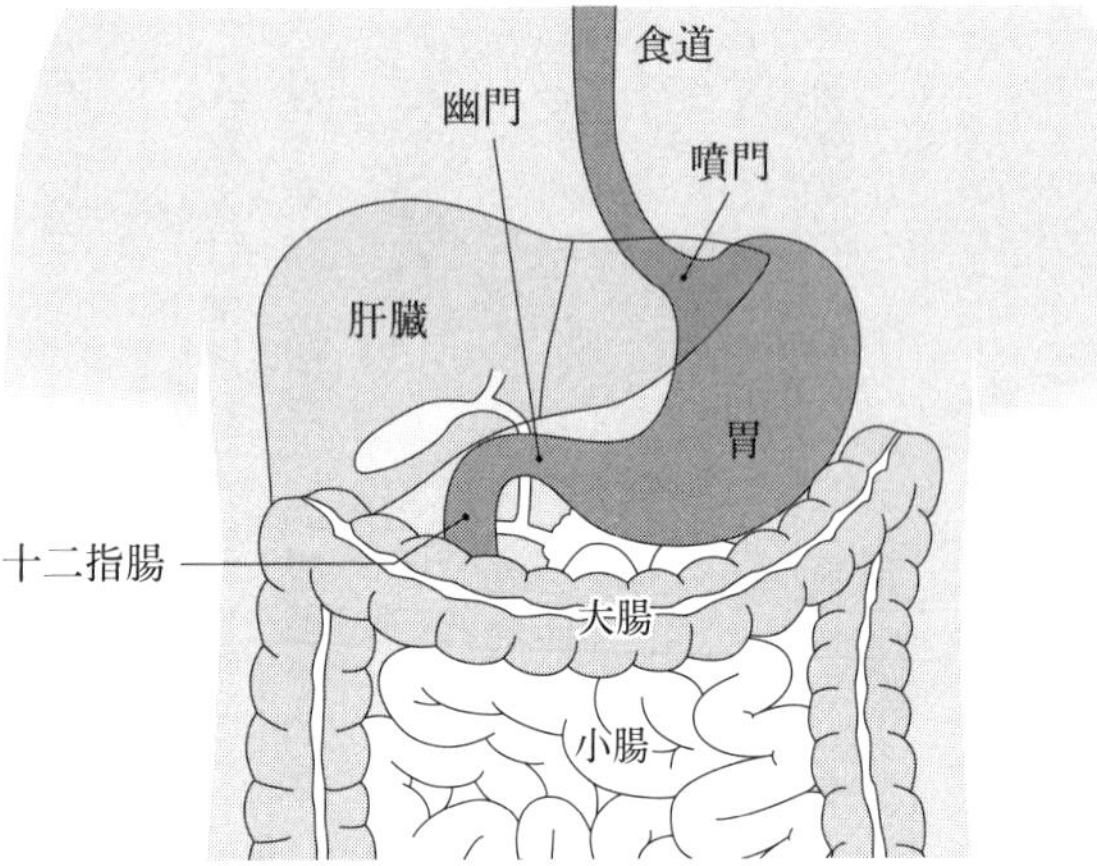

参考資料：国立がん研究センターがん情報サービス

＊こんな症状には要注意！

初期には特有の症状はありません。

胃がんになった患者さんに聴き取りをすると、胃の痛みや不快感、違和感、食欲不振などがあるので受診したところ、がんが見つかったというケースが多いというのは事実です。とはいえ、こうした症状は日常的にありますから、区別がつきにくいのが難点です。

食が細くなった、食事ができなくなった、体重が減った、吐血した、といった症状が出たときには、かなりがんが進んでいると思った方がいいでしょう。ですから、次に述べる方法で早めに対処したり、早期の段階でみつけて治療するのが、健康寿命を延ばす方法です。これは、がん全般にいえることでもあります。

＊対処法・治療法は？

胃がんの治療法には、内視鏡治療、手術、薬物療法などがあります。

治療法は、標準治療（科学的根拠に基づいた観点で現在、利用できる最良の治療であることが示され、一般的な患者さんに行われることが推奨される治療）に基づいて、患者さんの体の状態や年齢、希望を含めて検討し、担当医と一緒に決めていきます。

●内視鏡治療（内視鏡的切除）➡胃内視鏡を使って胃の内側からがんを切除する（切り取る）方法です。がんが胃の粘膜層にとどまっており、リンパ節転移の可能性がごく低い早期のがんで、一度に切除できると考えられる場合に行われることがあります。

手術と比べると、体に対する負担が少ない上に、がんの切除後も胃が残るため、食生活に対する影響が少ない方法です。内視鏡治療でがんが確実に取りきれたかどうかは、病理診断で確認します。

●手術（外科治療）➡遠隔転移がない胃がんで、内視鏡治療による切除が難しい場合には、手術による治療が推奨されています。手術では、がんと胃の一部またはすべてを取り除きます。同時に胃の周囲のリンパ節を取り除くリンパ節郭清《かくせい》や、食物の通り道をつくり直す再建手術（消化管再建）も行います。おなかを20㎝ほど切開する開腹手術と、小さい穴を開けて専用の器具で手術を行う腹腔鏡下《ふくくうきょうか》手術があります。

胃の周囲にある肝臓、横隔膜《おうかくまく》、膵臓《すいぞう》、胆のうなどにがんが広がっている場合、胃の切除と同時に、がんが浸潤している臓器の一部を切除（合併切除）することがあります。

●**薬物療法**（化学療法）➡胃がんの薬物療法には、大きく分けて「手術によりがんを取りきることが難しい進行・再発胃がんに対する化学療法」と、再発の予防を目的とする「術後補助化学療法」があります。がんや全身の状態により、さまざまな薬を単独または組み合わせて使います。使われる薬は以下の3種類です。

・**細胞障害性抗がん薬**➡いわゆる「抗がん剤」です。細胞の増殖の仕組みに着目して、その仕組みの一部を邪魔することでがん細胞を攻撃する薬です。がん以外の正常な細胞も影響を受けます。

・**分子標的薬**➡がん細胞の増殖などに関わる分子を標的とした薬です。

・**免疫チェックポイント阻害薬**➡がん細胞が免疫から逃れようと体内の免疫にブレーキをかけるのを防いで、体内にもともとある免疫細胞の活性化を持続する薬です。

いまは科学的に有効でない治療法まで「免疫療法」と呼ばれていますが、現在、臨床での研究で効果が証明されている免疫療法は、この免疫チェックポイント阻害薬などの一部の薬に限られています。また、治療効果が証明されているがんの種類も限定されています。

✴予防法・対策は？

●ピロリ菌の除菌➡胃や小腸に炎症や潰瘍を起こす細菌に、ヘリコバクターピロリ（ピロリ菌）があります。ですから予防のためには、ピロリ菌を除菌することをお勧めします。ピロリ菌感染者は、感染していない人に比べて5倍も胃がんになりやすいというデータがありますし、胃がんになった9割の人がピロリ菌に感染していることもわかっています。

　理想をいえば、感染してすぐの、15歳から30歳ぐらいで除菌してほしいと思います。ピロリ菌をそのままにして、胃袋に炎症を繰り返していると、胃の粘膜が傷つけられたりして、胃の中にがんができやすい環境になってしまうからです。ただ、ピロリ菌に感染して時間がたっている場合でも、まだ胃がんができていないのであれば除菌するにこしたことはありません。

　治療法は除菌薬の服用です。最近、問題になっているのは耐性菌がでてきていること。うまく除菌ができないケースもあります。治療は基本的に実費なのですが、胃潰瘍《かいよう》や十二指腸潰瘍、慢性胃炎の診断があれば、健康保険が適用されます。

衛生環境が改善されたいま、40代以下では、ピロリ菌感染者はあまり見られなくなっています。しかし、現在より衛生状態の悪い環境で育った60代前後の方は気をつけてください。

●内視鏡でチェック⬇ピロリ菌さえいなければ胃がんにならないかというと、それほど単純なものでもありません。胃がんの原因には、タバコなどもリスク要因としてあげられているので、50歳以上になったら、胃の検査をしたほうがよいでしょう。

バリウムを使った検査でも見つけられますが、直接撮影でない分、見つけ出すのが難しいものもあります。そこでおすすめしたいのは、内視鏡、つまり胃カメラです。内視鏡のほうが直接、胃の内部をチェックできるので、早期がんをみつけやすいのです。もし、家族に胃がんの人がいたら、少し早めから検診を受けるようにしたほうがいいでしょう。

つけくわえますと、カロリーを抑え込んだ食生活を送った結果、低栄養になっている人は胃がんになりやすいと言われます。また、塩分摂取が多いことや、野菜や果物が不足していることも胃がんの発症リスクをあげると言われています。

肺がん

✱こんな人は要注意☞喫煙者／アスベストなど有害物質への曝露《ばくろ》（さらされること）／大気汚染にさらされている／家族に肺がんにかかった人がいる

✱どんな病気？

肺がんとは、気管支や肺胞《はいほう》の細胞が何らかの原因でがん化したものです。40代後半から増え始めて、50代以降にさらに増加してきます。罹患率でみると、男性は女性の2倍以上になっています。

肺がんといえば、ヘビースモーカーがかかる病気というイメージでしょう。ところがいまは、タバコを吸っていない女性でも罹患することが少なくない、**腺《せん》がん**というタイプが増えており、じつに肺がんの6割を占めています。

腺がんは、腺組織とよばれる上皮《じょうひ》組織から発生するがんで、症状がでにくいという特徴があります。肺だけではなく、胃、腸、子宮体部、乳房、卵巣、前立腺《ぜんりつせん》、肝臓、膵臓《すいぞう》、胆《たん》のうなどに発生します。

肺の構造

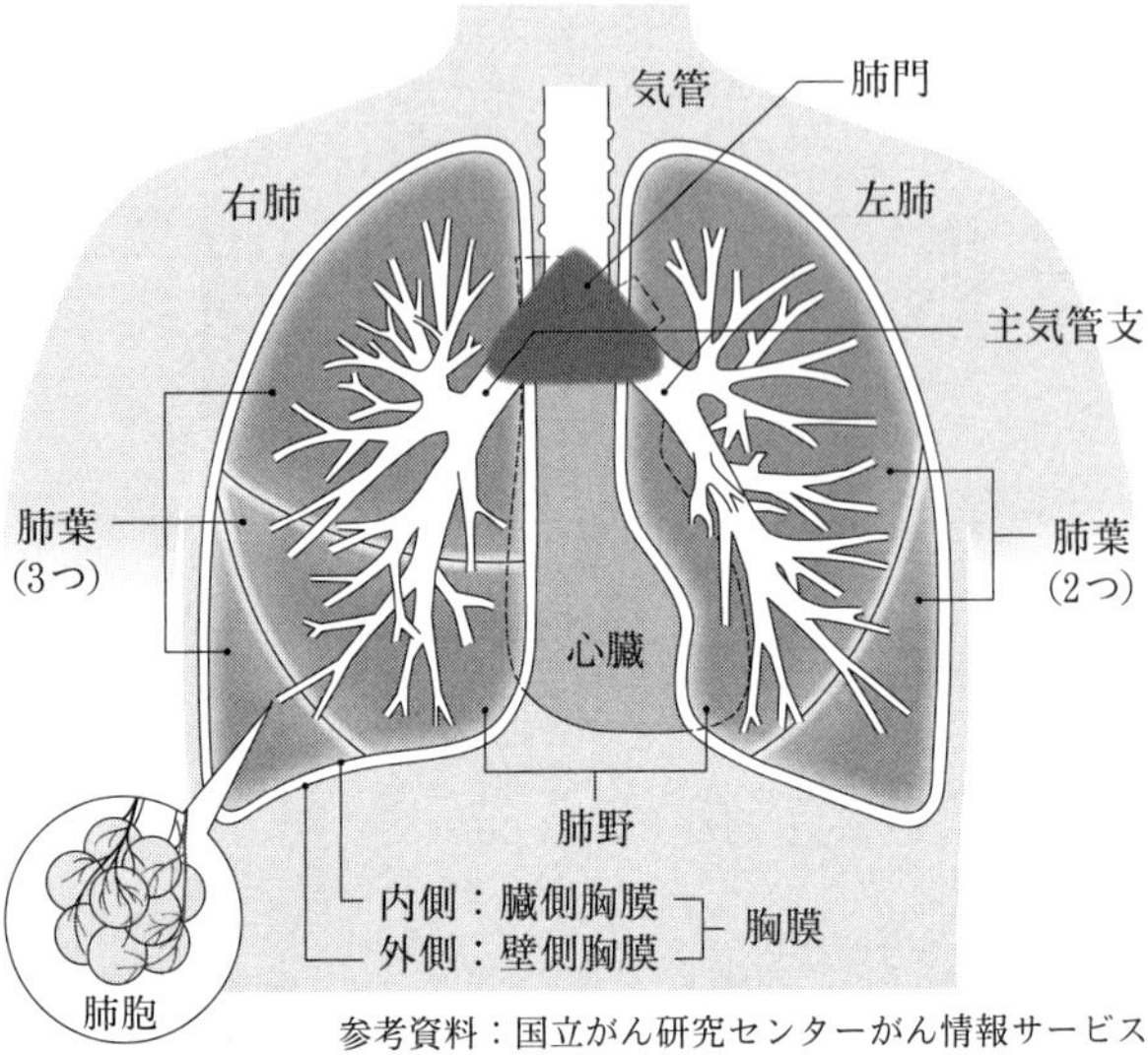

参考資料：国立がん研究センターがん情報サービス

なぜ肺腺がんが増えてきたのか、原因の特定はできていません。大気汚染が一因かもしれないと考えられています。

タバコが原因のがん

喫煙率の低下にともない、減少はしていますが、決してあなどることのできない喫煙者特有の肺がんについても説明しておきましょう。

喫煙との関連が大きいのは**扁平上皮《へんぺいじょうひ》がん**、**小細胞《しょうさいぼう》がん**です。

扁平上皮がんとは、肺門《はいもん》と言われる肺の中心部にできやすいがんで、咳や血痰などの症状が現れやすい。小細胞がんは、肺門だけでなく、肺野《はいや》といわれる、肺門の先の肺の末梢部分でもできやすいタイプ。増殖が速く、転移しやすいという特徴をもっています。

✷こんな症状には要注意！

血痰が出た、あるいは**咳が止まらない**、**胸が痛い**といった症状が出たときには、もはや厳しい状態になっているというのが肺がんの特徴です。

肺がんの治療を終えたあとも、普通の生活を送れている人のほとんどは、無症状でがんが見つかったケースです。気になる場合は早めに医療機関を受診することが大切です。

✷予防法・対策は？

肺がんは進行してから見つかると、予後（病気が発症したあとの身体の具合）が悪いのですが、早期で手術をすれば、7割以上の人が治癒します。そのためには、早期で見つけるように努力する必要があります。

早期発見のため、55〜74歳の肺がん高危険群の人はCTによる検査を受けると良いでしょう。自治体や企業などで行われている健診では、通常の胸部X線が用いられることが多いのですが、CTのほうが感度は高く、発見率が高いという利点があります。アメリカや韓国などでは、最近はCTが用いられています。

たとえ喫煙者でなくても、50歳以上であれば受けてもよいのですが、被曝もありますので、低線量CTを使っている医療機関で検査するのが良いでしょう。

マスクは有効？

先ほど、腺がんが増えているのは、大気汚染が原因かもしれないと申し上げましたので、マスクを着用しようかと考える人もいるでしょう。中国から飛来してくるPM2・5（微小粒子状物質）も気になるところですが、マスクが予防になるかどうか、まだ不明です。

マスクをして予防を考えるのも人情ですが、市販のマスクでどれだけ効果があるのかはわかりません。ひとつ言えることは、環境汚染因子を除去できるような特殊なマスクというのは、かなり息苦しいということです。

✴対処法・治療法は？

肺がんは、組織型により**非小細胞《しょうさいぼう》肺がん**と、**小細胞肺がん**の2つに大きく分けられています。先ほど紹介した扁平上皮《へんぺいじょうひ》がん、腺がん（肺腺がん）は非小細胞肺がんに分類されます。治療法は手術、放射線治療、薬物療法の3つで、肺がんのタイプ、進行の程度（病期＝ステージ）によって異なります。

非小細胞肺がんの中心となる治療は**手術**です。ステージによっては再発予防のため、手術後の化学療法が勧められています。また、全身の状態、年齢、併発している他の病気などにより、手術が難しいと判断した場合は放射線治療を行います。さらに進行した状態では、**薬物療法**を中心に行います。

小細胞肺がんは、手術が可能な早期に発見されることは少ないため**化学療法**が中心で、**放射線治療**を併用することもあります。以下に主な治療法を説明しましょう。

●**手術**（外科治療）⬇手術ができるかどうかは、手術前の状態、とくに呼吸機能が大きく影響します。これまでは胸部の皮膚を15～20㎝ほど切開して、肋骨《ろっこつ》の間を開いて行う開胸《かいきょう》手術が一般的でしたが、近年は切開を10㎝以下にする、体への負担がより少ない手術が行われるようになっています。数ヶ所を小さく切開し、胸腔鏡《きょうくうきょう》を挿入してモニター画面で確認しながら行う、胸腔鏡下《きょうくうきょうか》手術も行われています。

重要なのは、どの程度の範囲を切除するかということです。標準術式（手術法）は肺葉（肺の区分で、左肺は上葉・下葉に、右肺は上葉・中葉・下葉に分かれる）ごと切除する肺葉切除術です。がんの広がりによっては片側の肺をすべて切除する肺全摘術や、腫瘍の大きさ、性質や状態によっては、肺葉の一部を切除する縮小手術を行うこともあります。
肺の切除と同時に、周囲のリンパ節を一緒に摘出するリンパ節郭清《かくせい》も行います。

●放射線治療⬇高エネルギーのX線を体の外から照射してがん細胞を死滅させる治療です。治癒を目的に行う「**根治的放射線治療**」と、骨や脳などへの転移によって起こる症状を緩和する目的で行う「**緩和的放射線治療**」があります。肺がんのタイプと、ステージによって、選択される治療法は異なります。

●薬物療法⬇薬剤を点滴あるいは内服で投与し、血液の流れで全身にめぐらせ、全身に広がったがん細胞に作用させます。副作用に対する予防法や対策が進歩していることもあり、外来通院しながら治療を受けることが多くなっています。使用する薬剤は、肺がんのタイプ、ステージ、全身の状態によって異なります。おもな療法は以下のとおりです。

・**細胞障害性抗がん剤**（**化学療法**）⬇いわゆる抗がん剤です。細胞増殖を制御しているDNAに作用したり、がん細胞の分裂を阻害したりすることで、がん細胞の増殖を抑える薬です。

非小細胞肺がんの化学療法は、手術と組み合わせて行われる「術後化学療法」と、手術による治癒が難しい状況で行われる「緩和的化学療法」があります。緩和的化学療法は、肺がんを完全に治すことが難しい場合でも進行を抑え、延命や症状を軽減することを目的として行われます。

小細胞肺がんでは化学療法が治療の中心になります。このタイプのがんは、進行の程度に応じて、病巣が限られている「限局型」と、それを超えている「進展型」に分類されますが、化学療法も、これに応じて方法が変わってきます。

・**分子標的薬**⬇がんの増殖に関わっている分子を標的にしてその働きを阻害する薬です。切除不能な進行・再発の非小細胞肺がん（おもに腺がん）の治療として使用します。

・**免疫チェックポイント阻害剤**⬇がん細胞が免疫機能にブレーキをかける場所（免疫チェックポイント）で、ブレーキをかけられないように阻害する薬です。切除不能な進行・再発の肺がんの治療として使用します。

現在、免疫チェックポイント阻害剤の使用が認められているのは、治療効果が証明されているもので、病状などの条件が合った場合に限られています。また、間質性肺炎、重症筋無力症などの重篤な副作用が一部の患者さんでみられ、死亡例の報告もあります。そのため、免疫チェックポイント阻害剤による治療は、専門医療機関を受診し、適切な方法で受けることが必須です。

大腸がん

✴こんな人は要注意☞加工肉を多く食べる／お酒好き／肥満／高身長

✴どんな病気？

40歳から少しずつ目立つようになり、50歳代から増加するのが大腸がんです。大腸は、小腸に続いて右下腹部から始まり、おなかの中をぐるりと大きく時計回りに回って、肛門につながります。大腸がんは結腸、直腸、肛門に発生するがんを指します。日本人はS状結腸と直腸にがんが多いといわれています。

男性では胃がん、肺がんに次いで3番目に多く、女性では乳がんに次ぐ多さです（2014年の罹患数）。

✴こんな症状には要注意！

血便、便秘や下痢を繰り返す、**便が細くなる**などの症状が現れることがありますが、そうした症状が出てからでは遅いことがあります。その後の生活を考えても、早期発見し

大腸の構造

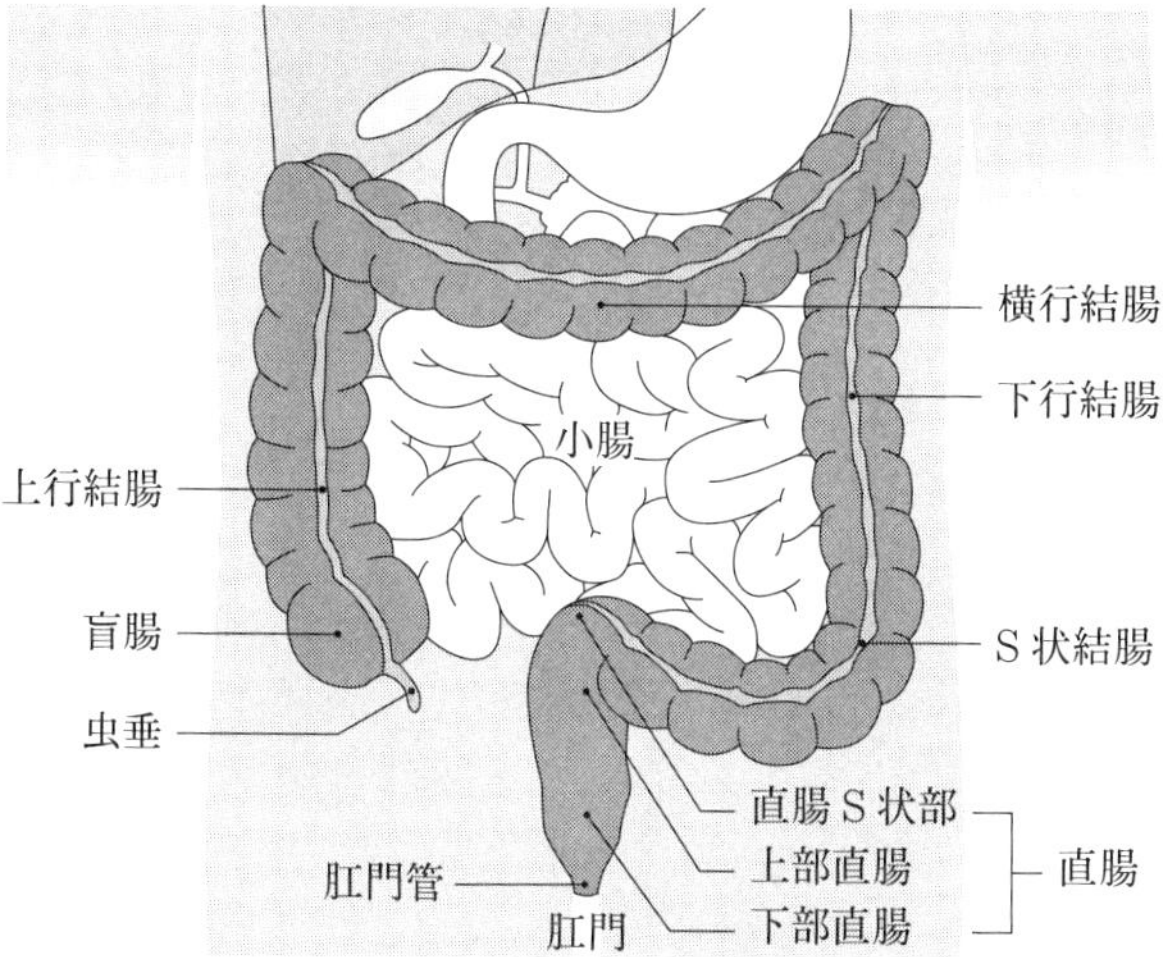

参考資料：国立がん研究センターがん情報サービス

て治療することが大切です。血便、下血は痔《じ》などの病気でもみられるため、放置しておいた結果、進行してからがんが見つかることがあります。早期発見のため早めに消化器科、胃腸科、肛門科などを受診することが大切です。

大腸がんは早期で発見し、適切な治療を受ければ、ほぼ治すことが可能です。進行がんを含めても6割は治ります。他のがんにも当てはまることですが、もはや「がん＝死」ではありません。早めに見つけることに意識を向けてほしいです。

✷治療法は？

大腸がんの治療には、内視鏡治療、手術、薬物療法、放射線治療などがあります。治療法は、がんの進み具合（ステージ）、全身の状態、年齢、併発している病気などを考慮して決定されます。

大腸がんは粘膜に発生し、大腸の壁の中を徐々に深く進みます。大腸の壁は5つの層に分かれていますが、もっとも内側の粘膜、その次の粘膜下層にとどまるものを「早期がん」、粘膜下層より深い層に達しているものを「進行がん」といいます。

がんが壁のどの深さまで広がっているかを示す言葉が「深達度《しんたつど》」で、アルファベットの「T」と表示されます。ステージは深達度、リンパ節転移・遠隔転移（最初に発生した場所＝原発巣《げんぱつそう》から、血管やリンパ管に入り込み、血液やリンパ液の流れに乗って別の臓器や器官に移動して、そこで増えること）の有無によって決まります。

ステージは0期、Ⅰ期、Ⅱ期、Ⅲ期、Ⅳ期に分類されますが、0期〜Ⅲ期では、主にがんを切除できるかどうかを判断し、切除できる場合には内視鏡治療または手術を行います。切除できない場合には、薬物療法を中心とした治療を行います。Ⅳ期の場合は、治療方法を総合的に判断します。

では以下に治療法を説明していきましょう。

●内視鏡治療⬇内視鏡を使って、大腸の内側からがんを切除する方法です。治療の適応は、リンパ節に転移している可能性がほとんどなく、一括でとれる大きさと部位にある場合に行われます。切除された病変は病理検査を行い、がんの広がりの程度などを確認します。リンパ節転移の危険性があることが判明した場合には、追加の手術が必要になることがあります。

●手術（外科治療）⬇内視鏡治療でがんの切除が難しい場合、手術を行います。手術では、がんの部分だけでなく、がんが広がっている可能性のある腸管とリンパ節も切除します。がんが周囲の臓器にまで及んでいる場合は、可能であればその臓器も一緒に切除します。腸管を切除した後には、残った腸管をつなぎ合わせます。腸管をつなぎ合わせることができない場合には、人工肛門（ストーマ：肛門の代わりとなる便の出口）をおなかに作ります。

●放射線治療⬇直腸がんの骨盤内の再発を抑える、あるいは人工肛門を避ける、などの目的で行う「補助放射線治療」と、痛みや吐き気、嘔吐《おうと》、めまいなどのがんの再発や転移による症状を和らげることを目的とした「緩和的放射線治療」があります。

●薬物療法⬇薬物療法には、以下の2つがあります。

・手術後の再発抑制を目的とした補助化学療法⬇一般的に、根治切除が行われたステージⅢ期大腸がんの患者さんに対して、3ヶ月〜6ヶ月の間、行われます。

・切除不能進行・再発大腸がんに対する薬物療法⬇手術による治癒が難しいと診断された場合、がん自体を小さくして手術ができるようにしたり、がん自体の進行を抑え、延命および、症状を軽減したりすることを目的として薬物療法を行います。薬物療法のみで完治することは難しいですが、薬物療法を行ったほうが生存期間が延長し、クオリティ・オブ・ライフ（生活の質）を向上させることがわかっています。

＊予防法・対策は？

早期発見のための検査方法には主に2つあります。

●便潜血検査《べんせんけつ》⬇2回分の便を検査します。簡単なキットで便を採り、提出するだけ。地方自治体などで安価な料金（または無料）で受けられる検査です。この検査キットは、大腸からの出血（ヒトヘモグロビン）が、便に含まれていないか感知します。その感度はかなり高いレベルで、一般家庭の浴槽に、血液を一滴入れた程度の血液濃度であっても感知します。それだけ敏感なので、やや、あやしい出血も拾い上げます。そのため便潜血検査で陽性が出ても、大腸内視鏡などで精密検査を受けた結果、大腸がんと診断される人は6％です。

これは、「見逃しを避ける」ために、あえて検査キットを敏感な設定にしています。ですから便潜血検査で陽性がでたからといって、怖がらないで、積極的に精密検査を受けに行ってください。

●**大腸内視鏡⬇**胃カメラの大腸版です。肛門から大腸内視鏡を挿入して、大腸全体をチェックします。大腸を直接、見ることができるので、精度は便潜血検査にくらべると高いです。恥ずかしいとか、屈辱的などといった理由で、この検査を受けたがらない人がいますが、最近は検査用のパンツを着用して行う施設が多いので、恥ずかしさはかなり軽くなったように思います。もし、家族に大腸がんになった人がいる場合には、便潜血検査で陰性であっても、50歳を過ぎたあたりから、年に1度は大腸内視鏡検査を受けることをお勧めします。

予防は運動から

大腸がんの危険因子として確実なのは、加工肉（ハムやソーセージなど）やアルコールの摂取、肥満、高身長です。危険因子の可能性があるのは赤肉（牛・豚・羊などの肉）の摂取です。

予防のための要因として確実なのは運動です。ほかに予防的な要因として可能性があるのは穀物、食物繊維、乳製品、カルシウムを摂ることですが、その理由には明確なものはありません。（参考文献：https://www.wcrf.org/dietandcancer/colorectal-cancer）

脳梗塞《のうこうそく》

＊こんな人は要注意☞喫煙者／肥満／高血圧／糖尿病／脂質異常症

＊どんな病気？

脳の血管に動脈硬化が起こって、血管がつまった結果、脳の組織がダメージを受ける病気です。ダメージを受ける血管によって重症度が異なります。

脳梗塞や**脳出血**（138ページ）、**くも膜下出血**（92ページ）といった脳血管疾患を一般に**脳卒中**といいます。脳卒中は、がん、心疾患にならぶ「三大疾病」の一つで、日本人の死因の4位（1位：がん、2位：心疾患、3位：老衰）ですし、寝たきりの原因としてはトップです。脳梗塞は、その脳卒中の6割を占めています。

多発するのは70代ですので、210ページでも改めて説明していますが、50代でも油断はできません。高血圧を放置して動脈硬化を起こしている人や、喫煙歴が長く、かなりの本数を吸ってきた人は、50代でも脳梗塞を起こすことがあります。この病気は50代の死因をみると、がん、心疾患に続く3位なのです。

働きざかりには厳しい後遺症

脳梗塞を発症すると、重い後遺症に見舞われることがあります。ダメージを受ける脳の組織、症状次第ではありますが、多いのは片麻痺《まひ》、いわゆる半身不随です。体の片側の手足がうまく動かせないために、箸や茶わん、歯ブラシなどを落としたり、足がもつれて歩きにくくなったりします。しかも意識して動かすようにしていないと、関節まで固まってしまい、骨ももろくなってしまいますので、リハビリを続けなければなりません。

それ以外にも、感覚障害が残ってしまうケース、痛みや痺《しび》れがずっと残ってしまうケースがあります。失語症といって、しゃべっている内容が相手に伝えられなかったり、相手が話している内容を理解できなかったりする症状もあります。いずれも働きざかりにとってはきわめて厳しい病気です。

✷こんな症状には要注意！

一時的であれ、次のような症状を自覚した場合は、もしかしたら、脳梗塞の前触れ症状かもしれません。

●うまく言葉がでてこない。
●腕の片方が麻痺《まひ》したり、**脱力**したりする。
●持っていた物を落とす。

これらは**一過性脳虚血《のうきょけつ》発作**といい、脳の血液の流れが一時的に悪くなったために起こる症状です。多くは数分から数十分、もっと短い場合もありますが、いずれにせよ長くても24時間以内に消えてしまいます。ですから「大丈夫だ」と高をくくってしまいがちなのですが、一過性脳虚血発作を経験した人は、2日以内に脳梗塞を発症するケースが多いのです。

その段階で治療すれば、入院が必要になることは多いですが、軽ければ薬物治療で完治する可能性もあります。いずれにしても麻痺など、生活の質を大きく損なうような事態は避けられます。

✴対処法・治療法は？

喫煙、塩分制限、飲酒のコントロールなどは必須です。他には、70歳代の章で説明していますので、210ページをお読みください。家族に脳梗塞になった人がいたら、50歳代ぐらいから気をつけて検診へ行ったほうがよいでしょう。

✴予防法・対策は？

脳梗塞には、3つのタイプがあり、それぞれに違う基礎疾患が隠れています。まず、それぞれの背景にある病気を治療するのが重要な対策です。

●**アテローム血栓性**⬇脳の比較的、太い血管が動脈硬化を起こすことが背景にあり、脳梗塞になると壊死《えし》する範囲が広いのが特徴です。背景には、**糖尿病**（96ページ）、**脂質異常症**（悪玉〈LDL〉コレステロールや中性脂肪が多すぎる、もしくは善玉〈HDL〉コレステロールが少なすぎる状態）、**高血圧**（10ページ）などがあります。

●**ラクナ梗塞**⬇脳の奥の非常に細い血管が詰まります。高血圧が危険因子です。

●**心原性脳梗塞**⬇心臓にできた血栓が脳の血管に詰まるタイプ。心臓でつくられる血栓は大きいので、太い血管を詰まらせることが多く、死亡率が高いのが特徴です。高齢者になるほど多くみられます。**心房細動**（200ページ）といった**不整脈**（198ページ）、**弁膜症**（207ページ）などが背景にあります。

くも膜下出血

＊こんな人は要注意☞高血圧／家族に発生者がいる

＊どんな病気？

くも膜下出血は、前にご説明した脳梗塞とならぶ代表的な脳血管疾患で、脳動脈瘤《どうみゃくりゅう》といわれる血管にできたコブが破裂することによって起こります。

突然死の原因の一つで、死亡率が40〜50％もあります。命を取りとめたとしても、さまざまな後遺症に悩まされることがあります。一例をあげれば、意識状態の悪化、会話の困難、手足の麻痺《まひ》です。脳血管攣縮《れんしゅく》（くも膜下からの出血にさらされた脳血管が一時的に細くなる状態）の程度によっては脳梗塞を引き起こしますし、非常に強い場合は死に至ることもあります。さらに、くも膜下出血により脳で作られる髄液《ずいえき》の流れや吸収が悪くなり、髄液が過剰に貯留することになります。結果、水頭症という状態を生じる可能性があります。

男性は**50歳代の前後にピーク**があり、女性は**閉経後の60歳代以上が多い**傾向が強いところをみると、**高血圧**（10ページ）や動脈硬化の進行との関係が考えられます。

✷こんな症状には要注意！

くも膜下出血といえば、猛烈な頭痛が際だった特徴です。その痛みはそれまで経験したことのないほどのレベルです。また吐き気を訴えることも多いです。ただ、そうした本格的な痛みの前に、次のような前兆がでることがあります。

●**軽い頭痛➡**普通の頭痛との違いが分かりづらく、見逃されやすいので注意が必要。
●**眼球の後ろが痛い。**
●**物が二重に見える。**
●**まぶたがやや垂れ下がる。**

脳の動脈にできたコブ（動脈瘤）が眼の神経を圧迫するから、こうした眼の症状がでるのです。

✴対処法・治療法は？

くも膜下出血を引き起こす動脈瘤を発見するためには、「脳ドック」といわれる、頭部MRIなどによる検査をうける必要があります。

では、脳ドックで検査した結果、動脈瘤があることがわかった場合には、どう対処すればいいのでしょうか。不安が募るものです。

動脈瘤はどんな場合でも外科的に取らなければいけないというわけではありません。動脈瘤の大きさで対応が異なります。

●**5㎜未満の動脈瘤⬇**これは経過観察です。ただ形状に不安があるときには、何らかの処置をするケースがあります。

●**5～7㎜以上の動脈瘤で、70歳未満の場合⬇**手術など積極的な治療を考えます。

●**5～7㎜以上の動脈瘤で、70歳以上の場合⬇**積極的な治療も考えつつ、患者さんの全身状態、健康度などを考慮して、どう治療するかを決めます。

治療方法は？

以前は、体への負担が大きい開頭手術をして、脳動脈瘤を金属製のクリップではさむという方法しかありませんでした。

しかし最近は、太ももの血管からカテーテルという細い管を挿入して、脳までカテーテルを運び、動脈瘤の中にコイルを詰めて、破裂を防ぐ方法を行う手術があります。それに加えて、網目になった筒状のステントを使用する治療法もあります。ステントを血管内に留置して、血管が広がった状態を保ち、再発を予防することもできます。

✷予防法・対策は？

くも膜下出血は脳卒中の中でも遺伝性の強い病気です。両親や兄弟、祖父母にくも膜下出血になった人がいる方は、そうではない人にくらべて、3倍もくも膜下出血になりやすいことが分かっています。血管の形状が遺伝することがあるからです。

ですから、家族にくも膜下出血になった人がいる場合は、50歳になったら、定期的に脳ドックなどで動脈瘤がないかどうかをチェックしてもらうのがよいでしょう。

血圧が高くならないよう注意することも重要ですので、40～50歳代から気をつけて欲しいです。

糖尿病

✷こんな人は要注意☞肥満／親兄弟に糖尿病患者がいる／お酒好き／喫煙者

✷どんな病気？

なんらかの原因で血糖値（血液中に含まれるブドウ糖の濃度）をコントロールする「インスリン」が十分に機能しないために、血糖値が高いままになる病気です。このインスリンとは膵臓《すいぞう》でつくられるホルモンです。

血糖値が高いまま放置しておくと、血管が傷つき、**心筋梗塞**（134ページ）や**脳梗塞**（88・210ページ）・**脳出血**（138ページ）、失明、腎不全、足の切断といった重い合併症を引き起こすことがあります。

糖尿病には**1型**と**2型**があります。1型は、膵臓がインスリンを、ほとんど、もしくは全く作りだすことができなくなるタイプです。これは若くしても罹患しますが、患者全体の10人に1人もいません。多くは、後天的に発症する2型です。

その2型も2種類に分かれます。

・インスリン分泌低下⬇作り出されるインスリンの量が十分ではないタイプ。

・インスリン抵抗性　⬇作られたインスリンが十分に作用しないタイプ。運動不足や食べ過ぎで体重が増えたため、インスリンが効果を発揮できないのです。

✷こんな症状には要注意！

●疲れやすくなる。

●喉がかわきやすくなり、水をよく飲む。

●尿の回数が増える。

●食事制限をしていないのに**体重が減る。**

これら以外にも、目がかすむ、皮膚が乾燥して痒い、手足の感覚が低下する、手足にしびれや痛みがある、皮膚の傷が治りにくい、性機能に問題がおきる（ＥＤ）等があります。

私たち医師が糖尿病を疑うのは、体重が増えていた人が、何もしていないのに減ってきた、というケースです。「60㎏あった人が80㎏に増えた。それがダイエットもしていないのに70㎏に落ちた」といった場合です。インスリンが出なくなると、体重が減るので、そう考えるわけです。

ただし初期では、ほとんど自覚症状がありません。また症状が現れるときも、少しずつなので、どうしても気付くのが遅れてしまいます。ですから症状が出たときには、「すでに遅かった」となりかねません。後で述べる予防と、検診を定期的に受けることで対処してください。

✷対処法・治療法は？

血糖値をコントロールすることが基本です。基本的な治療法は以下の3つです。

●食事療法⬇標準体重〈身長（m）×身長（m）×22〉と、身体活動量（デスクワーク、立ち仕事、力仕事などの働くスタイル）に応じて、適正なエネルギー摂取量が設定されます。それに応じて、エネルギーのもととなる炭水化物・たんぱく質・脂質の摂取量や、バランスを調整します。

●運動療法⬇年齢や、ほかの病気などを勘案して、適切な運動量、強度を設定します。運動によって糖は消費されますし、筋肉の量が増えると、糖を取り込みやすくなります。また内臓脂肪が減ると、インスリンが効果を発揮しやすい体内環境になるのです。

●薬物療法⬇飲み薬と注射があります。飲み薬には、膵《すい》臓に作用してインスリンを出やすくするものや、糖の吸収を抑えたり、糖の排せつを促したりして血糖値の上昇を防ぐものなど、いくつか種類があります。

注射には、インスリンそのものに加えて、食後の血糖値上昇を抑えるもの、インスリンの分泌を促すものなどがあります。

✷予防法・対策は？

なんといっても大きな要因は肥満です。20歳前後の頃とくらべて、体重が5kg増えた人は糖尿病予備軍といえます。ハーバード公衆衛生大学院の研究によると、中年期に5kg以上体重が増えた人は、2、3kgに抑えた人にくらべ、生活習慣などが原因で後天的に発症する2型糖尿病、**高血圧**（10ページ）、**心血管疾患**（**心筋梗塞・狭心症**＝134ページ、**不整脈**＝198ページ）、がんなどの発症率が上昇するとされています。

メタボの状態にある人は早く脱出することが必要で、そのためには**運動**（127ページ）です。生活の中に運動を取り入れていきましょう。

あとは生活全般を見直すことです。もし夜型ならば朝型に変える。食生活についても、暴飲暴食を慎み、コレステロールが多く含まれている食べ物をできるだけ控えること。また食事では、よく噛むこと。そして夜遅くの食事はしないように心がけてください。食べてから就寝するまでに3〜4時間あけてほしいところです。

アルコールを大量に飲むこともやめましょう。ビールならば、１日５００㎖以内にすることをお勧めします。

それから遺伝素因も関係してくるので、親や兄弟が糖尿病であれば、たとえ、やせていても30代ぐらいから血液の検査などを受けてほしいです。

糖尿病は血管の老化を進めるので、長期的には**認知症**（183ページ）のリスクも増します。また、80歳代の章で解説するように、**サルコペニア**（252ページ）のリスクも高まります。

空腹時血糖値は１１０㎎／㎗までが正常値で、日本では１１０㎎／㎗を超えると異常値だとされていますが、アメリカでは１００㎎／㎗以上になると異常値。ですから、１００㎎／㎗を超えると危険サインだと認識したほうがいいかもしれません。

糖尿病網膜《もうまく》症

✷こんな人は要注意☞糖尿病

✷どんな病気？

糖尿病が原因で網膜の血管が傷《いた》み、視力が低下する病気です。長らくわが国の失明原因の第1位でしたが、２０１９年の報告では緑内障・網膜色素変性症に続く第3位（12・8％）となっています。現在、患者数は約３００万人とされています。

この病気は糖尿病腎症、糖尿病神経症とならぶ糖尿病の三大合併症といわれます。糖尿病患者の中で、発症後10～15年たった時点で糖尿病網膜症になっている割合は26％という報告もあります。

症状は次のように進行します。

●初期（単純網膜症）⬇血管のコブができたり、小さな出血が起きるなど、少しずつ異常があらわれます。この時点では、まだ視力低下などの自覚症状はみられません。

●中期（増殖前網膜症）⬇出血が増える、血管がつまる、といった障害が起きます。この段階になると、視界がかすむ等の自覚症状があらわれます。

●末期（増殖網膜症）⬇網膜から、硝子体《しょうしたい》に向かって新生血管（異常な血管）が現れます。新生血管ができることで、黄斑部の中心部分（中心窩）が障害されると、視力の低下、物がゆがんで見えるという症状があらわれます（48ページ図参照）。

また、出血が硝子体に広がると、小さな虫が飛んでいるように見える**飛蚊症《ひぶん》**が起こります。それがさらに進行すると失明に至ることもあります。また、**網膜剥離**（眼球の内側にある網膜が剥がれて、視力が低下する病気）を併発することもあります。

糖尿病になったからといって、すぐに血管が傷んで視力が落ちるわけではありません。そのため眼科を受診しない糖尿病の患者さんがたくさんいます。しかし、この病気が怖いところは、ある日突然、視力が落ちてしまうところです。つまり無症状のまま病気が進行していくのです。糖尿病と内科で言われたら、必ず眼科を受診し、医師から言われたとおりのペース（多くは半年から1年に1回）で通うことをお勧めします。

＊こんな症状には要注意！

病気の症状のところでも説明しましたが、改めてまとめておきます。

●視界がかすむ⬇初期では自覚症状がありませんので、こうした症状が出たときはすでに中期であるケースが多いです。

●小さな虫が飛んでいるように見える（飛蚊症）⬇これは末期の段階で、硝子体に出血が広がっているため生じるものです。

＊対処法・治療法は？

糖尿病網膜症は糖尿病の合併症ですから、当然ながら糖尿病をコントロールすることが重要です。また、高血圧症・脂質異常症があると糖尿病網膜症が悪化することが知られており、これらの治療も重要です。

中期の増殖前網膜症になると、眼科医による次のような治療が必要になってきます。

●網膜光凝固術➡網膜の血管が詰まった部分にレーザー光線を照射して、焼き固めます。すでに出現してしまっている新生血管を減少させるだけでなく、あらたな新生血管の発生を予防したりするためです。もっとも、これは網膜症の悪化を防ぐための治療であって、いちど傷んだ網膜を元通りにすることはできませんし、視力を戻す処置ではありません。しかし、このレーザー治療を行わないと、さらに視力低下してしまう可能性が上がります。この治療を早い時期に行えば、視力低下や失明を予防できます。

●硝子体手術➡レーザー治療で網膜症の進行を止められなかった場合、もしくは、網膜症が進行して網膜剝離や硝子体出血が起こったときに行われます。角膜の横に３〜４つの小さな孔をあけて、そこから器具を挿入し、出血などを取り除いたり、はがれた網膜を治療して、元に戻したりします。

✷予防法・対策は？

そもそも糖尿病にかからなければ、糖尿病網膜症にはならないのですから、99ページで解説されているように、生活習慣の改善など、糖尿病の予防を意識してください。また糖尿病になってからの期間が長いほど、糖尿病網膜症を発症するリスクが高いことが知られています。残念ながら糖尿病になってしまった、もしくは、すでに糖尿病であるという場合は、その症状をコントロールすることが重要です。

若年性認知症

✷こんな人は要注意☞脳血管性疾患の経験者／家族に65歳未満で認知症を発症した人がいる

✷どんな病気？

認知症全般については70歳代の章（183ページ）で解説していますが、65歳未満で認知症をわずらった場合、「若年性」のカテゴリーに入ります。

発症した年齢で区別されているだけで、症状が高齢者の認知症とそう変わるわけではありません。脳梗塞などの脳卒中のあとに起きる**脳血管性**や、記憶力が低下する**アルツハイマー型**、交通事故などの後に起きる**頭部外傷後遺症**などがあります。

脳血管性が全体の約40％といちばん多く、次にアルツハイマー型が約25％、頭部外傷後遺症が約８％（２００９年・厚生労働省研究班調べ）です。

同じ厚労省の調査によると、18～64歳人口における人口10万人あたりの患者数は47・6人と決して多くはありませんが、それでも全国に約３・８万人の患者さんがいます。推定発症年齢の平均は51・3歳と報告されています。

＊予防法・対策は？

もし、両親のいずれかが若年性で発症していた場合は、遺伝している可能性もあります。もちろん必ず若年性認知症になるわけではありませんが、生活習慣を見直して予防するのがよいでしょう。くわしくは191ページをごらんください。

あわせて**軽度認知障害**（156ページ）も参照してください。

骨粗しょう症

✴こんな人は要注意☞50歳以降の女性／極端なやせ型／お酒好き

✴どんな病気?

あらためて説明するまでもないぐらい知られていますが、骨が脆《もろ》くなる病気です。患者さんの男女比は1対9。圧倒的に女性に多いのが特徴ですが、それはエストロゲンという女性ホルモンの減少がもたらす病気だからです。

エストロゲンは、骨の新陳代謝によって起きる、古くなった骨をこわす「骨吸収」をゆるやかにして、骨からカルシウムが溶けだすのを抑制する働きがあります。そのエストロゲンの分泌量が閉経前後から落ちていくために、50歳前後から女性は骨がもろくなりやすいのです。

診断基準

骨の強さを判定するための代表的な指標である**骨密度**を測定します。骨の中にカルシウムなどのミネラルが、どの程度あるのか測定するのです。20〜44歳の骨密度の平均値を100％とした場合、70％未満であれば骨粗しょう症と診断されます。

ちなみに、80％以上は「正常」、70〜80％は「骨量減少」となります。20〜44歳を基準にするのは、骨密度は思春期から20歳にかけて最大となり、40歳ごろまでキープされるからです。

＊こんな症状には要注意！

●**身長が低くなる⬇**若いときの身長よりも4㎝以上マイナスになった場合、骨粗しょう症が疑われます。背骨を構成する脊椎《せきつい》が脆くなった結果、圧迫骨折を起こして潰れたため、身長が低くなった可能性があります。

骨粗しょう症では骨が折れやすくなるとともに、脊椎の骨の場合には潰れやすくなります。脊椎は立方体の積み木をつないだようになっていますが、骨の前方（胸、腹側）が潰れると、体の横からみたら、ちょうど骨が菱形のような形になるので、体が前方にかがむのです。すると背中が曲がり、身長も縮むというわけです。

●壁に背中をぴったりつけて立ったとき、**後頭部が壁につかない**。

⬇壁に後頭部がつかず、頭が前屈している状態であれば、骨粗しょう症の疑いがあります。これも脊椎がつぶれた結果、体が前屈してしまっている証拠です。

若いときの生活が大きく影響

どういった人が骨粗しょう症になりやすいのでしょうか。若い頃からの生活習慣が大きく影響しています。具体的には次のような方々です。

●若いときにダイエットをしすぎた人➡前述のように、女性の骨密度は20歳ごろにピークを迎えて、40代を過ぎると徐々に減る傾向にあります。10代のうちにできるだけ骨密度を増やし、閉経後の骨密度減少に備える必要があるわけですが、若い頃にダイエットをしすぎると、その蓄えを減らしてしまうことになります。

●体重が軽い人➡骨に荷重がかかったほうが骨密度は高くなります。したがって、やせすぎていて体重が軽い人は骨に対する荷重が低く、骨量が減りやすくなるのです。

●日焼けにナーバスな人➡骨量を保つために必要なのはカルシウムとビタミンDです。カルシウムは食べ物からとればいいのですが、ビタミンDは皮膚でも合成されます。皮膚の下にある皮下脂肪には、ビタミンDのもととなるコレステロールの一種が存在します。それに紫外線が当たると、化学反応によりビタミンDがつくられるのです。

●アルコール摂取量の多い人➡アルコールをたくさん飲む人は骨粗しょう症になりやすいと言われています。女性はいうまでもなく、男性でも酒量の多い人は、気をつけた方がよいでしょう。メカニズムはまだ十分に分かっているわけではないのですが、統計学的にはそういう傾向がみられるのです。

＊対処法・治療法は？

次の予防法で挙げている食事、運動など生活改善に加え、骨密度の低下を抑える薬や、新しい骨の形成を助ける薬を併用することがあります。

＊予防法・対策は？

●食事の改善➡カルシウムが不足しがちなので、それを補うために、乳製品などカルシウムの豊富な食べ物を摂る必要があります。あわせてカルシウムの吸収をよくするビタミンDの多いサケ、サンマといった魚、キノコ類を積極的に食べてください。日本人はカルシウム摂取量が、外国にくらべて少ないので、乳製品をうまく摂って補うのがいいでしょう。

●日光浴➡若い人でも、日焼けが嫌なのか、ビタミンD欠乏症の人が3割ぐらいいると言われていますが、70代以降の人ですと8割近い人がビタミンD欠乏症なのです。

それほど長く日光を浴びる必要はありません。1日に20分程度で充分です。ただし、ガラス越しではなく、直接、太陽を浴びてほしいのです。ひなたぼっこのつもりで、気楽にやってみてください。20分程度ですから、皮膚がんなどの危険性は問題ないでしょう。

●適度な運動➡運動をすれば、骨に適度な負荷がかかって骨密度が高まります。

●体重を維持する➡60代前半まではBMI25未満を守ったほうがいいのですが、65歳を超えると、BMIが25を少し超えたぐらいでも問題ないことも多いです。BMIが30以上になってしまうと、膝への負担を気にしなければなりませんが、〝ややぽっちゃり〟のほうが、やせているよりは骨密度にいい影響をもたらします。

睡眠時無呼吸症候群

✷こんな人は要注意☞肥満型／寝酒を飲む習慣のある人／閉経後の女性／もともと気道の狭い人／鼻炎など鼻の病気がある人

✷どんな病気？

寝ている間に、呼吸が一時的に停止する状態を繰り返す病気です。

本人の自覚はなくても、呼吸が止まるたびに脳は目覚めているので、睡眠がこま切れとなって、質のよい睡眠が得られません。そのため睡眠不足になってしまい、日中に眠気が生じてしまいます。そうなると仕事の効率が下がりますし、工場で機械を操作する仕事や、自動車の運転などに携わる場合は事故につながりかねません。

もっと怖いのは、治療しないで放置しておくと、より重大な疾患につながることです。早朝高血圧（起きた後、急激に血圧が上昇すること）がみられることがあり、そうなると動脈硬化が進んで**脳卒中**（**脳梗塞**＝88・210ページ、**くも膜下出血**＝92ページ、**脳出血**＝138ページ）や**心筋梗塞**（134ページ）のリスクが、３〜４倍に高まると言われています。

男性では患者の半数以上を40歳代から50歳代が占めるとされています。女性の場合は閉経後に増加するとされています。

なぜ呼吸が止まるのか

起きて呼吸をしているときは、空気が通りやすいように、のど（＝上気道）を広げさせる命令が脳からでています。しかし寝ている間は、その命令機能が低下しているため、のどが塞《ふさ》がりやすい状態になっています。とくに仰向けの姿勢で寝ていると、舌の付け根が重力によって、のどのほうへ落ちるため、空気の通り道を狭めやすいのです。
健康な状態であれば問題はないのですが、首のまわりなどに余分な脂肪がついていると気道が狭くなりやすい。そんな人が仰向けで寝ると、舌が下へ落ちることで気道が狭くなって、いびきをかくし、ときには気道が完全にふさがって無呼吸になってしまうのです。

診断の基準は

一晩（7時間）の睡眠中に、30回以上の無呼吸の状態（10秒以上の呼吸気流の停止）がある場合、睡眠時無呼吸症候群と診断されます。1時間あたりでは、無呼吸回数5回以上が基準です。
検査は、睡眠をした状態で行われ、専門医が精密にデータをとった上で診断されます。また、携帯型の装置を借りて、自宅で簡易検査することも可能です。

✷こんな症状には要注意！

睡眠時に無呼吸になっていることを自覚するのは難しいものですが、次のようなことは身に覚えはないでしょうか？

●**いびき**をかいていることが多い。

●夜に何度もトイレに起きる（**夜間頻尿**）。
●起きたとき**頭痛**がする。
●日中、猛烈な**眠気**を感じることがある。

これらが該当すれば、睡眠時無呼吸症候群を疑ってみる必要があります。また、以下のような点にも注意してください。

●**肥満**⬇太ると首の周囲に脂肪がついて、気道が狭くなってしまいます。顎の下に肉がついていることも、この病気になりやすい人の特徴のひとつです。
●**寝酒**を飲む。または**睡眠薬**、**精神安定剤**などを服用している⬇どちらも、のどの周辺にある筋肉が弛緩する（ゆるむ）ため、のどがふさがりやすくなります。
●**過労**⬇ひどく疲れたときも筋肉の弛緩レベルが高く、のどがふさがりやすいです。
●**のどや鼻に病気がある**⬇扁桃腺の肥大、鼻アレルギー、蓄膿症などにかかっている場合、のどがふさがりやすいので注意してください。
●**もともと気道が狭い**⬇顎や、のどの形態、口蓋垂《こうがいすい》（のどちんこ）が長い、といった理由で、もともと気道が狭い人がいます。典型的なのは、首が短く、顎が引き気味で、顔が丸いタイプです。

●老化⬇肥満型でなくても注意が必要です。加齢とともに筋肉が弱くなるため、口の奥にある軟口蓋《なんこうがい》や口蓋垂などがたるんできて、のどがふさがりやすくなります。

✴対処法・治療法は？

まずは肥満対策です。肥満であれば、それを改善すること。それでも治らなければ、口腔内装置（マウスピース）を付けるか、ＣＰＡＰ（シーパップ）という器具を付ける方法もあります。

マウスピースを付けることで、後ろに下がり気味の下顎が、上顎よりも少し前に来るようになるため、空気の流入がスムーズになります。

ＣＰＡＰ（シーパップ）は、鼻を覆った酸素マスクのようなものに、専用の機械から空気を送る装置です。のどに向かって持続的に空気を送り込むことで、のどのふさがりを防ぐのです。寝返りが打ちにくい等の課題はあるものの、よく眠れるようで、スッキリして、頭痛や眠さ、体調の悪さも改善したという感想をよく聞きます。

✴予防法・対策は？

繰り返しますが、まず肥満にならないように気をつけることです。

また食事の際、よく噛む習慣をつけることも大切です。噛むことで顎の周辺に脂肪がつきにくくなるからです。

突発性難聴

✷こんな人は要注意☞疲れがたまっている／睡眠不足／高血圧／糖尿病

✷どんな病気？

文字通り、突然、耳の聞こえが悪くなります。それに加えて**耳鳴り**がすることもあります。とにかくいきなりなので、「何日の、何時何分に起きた」と言えるぐらいハッキリした症状です。ほとんど片耳ですが、両耳の場合もあります。

ただ風邪を引いているときに発症していると、風邪による一時的な難聴なのか、突発性難聴なのかがわかりにくいものです。１日ほどたっても症状が改善しない場合には、耳鼻咽喉科を受診することをお勧めします。

この病気は50～60歳の人がかかりやすく、１万人いたら、毎年２～３人が発症するので、比較的、かかる人の割合が高いといえます。

原因は？

はっきりとは分かっていませんが、ひとつには疲労や睡眠不足などが原因とされています。また**葉酸**（ビタミンのひとつ）**欠乏**、**高血圧**（10ページ）、**糖尿病**（96ページ）なども関係すると言われています。

また、ウイルスによる炎症や、内耳（耳のいちばん奥）へいく血流の循環に障害が生じて、うまく流れないことも原因だとみられています。というのも、50代以上で突発性難聴になった人は、その後、**脳梗塞**（88・210ページ）になる確率が高いとされているからです。

✷対処法・治療法は？

「できるだけ早く」が大原則です。この病気は、発症から1週間、遅くとも2週間以内に治療を始めることが必要です。ステロイドなどの薬や耳の代謝改善薬、ビタミンB12などで治療し、なおかつ安静にしている必要があります。仕事、学校、家事はお休みした方がよいかもしれません。

突発性難聴では、音を増幅したり、脳に伝えたりするのに大切な有毛細胞にトラブルが起きています。有毛細胞の炎症を修復するために、栄養や酸素をいつも以上に消費しなければならないので、できるだけ体をやすめ、栄養補給をしてください。
ただし突発性難聴を発症した患者さんのうち、治るのは3分の1です。あとの3分の1は一部改善、残りの3分の1は残念ながら治りません。治らない場合は補聴器の使用を検討することもあります。

✷予防法・対策は？

残念ながら、予防法はありません。

パーキンソン病

✷こんな人は要注意☞50歳以上／貧血／コレステロール値が低い

名古屋大学と長寿医療研究センターの調査においても、ことに男性において貧血と低コレステロールの人にリスクが高いという結果が得られました。

✷どんな病気？

体をスムーズに動かす働きをしている「ドパミン」という神経伝達物質が減少すること

で、運動障害が起きる病気です。ドパミンが減少するのは、これをつくる神経細胞が壊れるためですが、なぜ壊れるのかは解明できていません。40代でも発症する人がいますが、多くは50～60歳代で発症します。

この病気には、「手足がふるえる」「筋肉がこわばる」「体が動かしにくくなる」「転倒しやすくなる」といった特徴的な症状があります。また、顔もこわばって表情がとぼしくなってくる人もいます。

症状が進むと、突発的に寝てしまうこともあります。ご飯を食べていたのに、次の瞬間にお茶碗をもったまま寝てしまうのです。ほかにも賭博にハマったり、クレジットカードで限度額まで買い物をしたり、といった行動異常が起きる人もいます。

珍しい病気ではない

モハメド・アリや、俳優のマイケル・J・フォックスなど、この病気になった著名人は少なくないので、病名は一般的に知られています。パーキンソン病になる人は、人口10万人あたり約150人います。この比率は、医師など専門家でなくても、知り合いに該当者がいるという数字です。実際、身近にパーキンソン病になった知り合いがいるという人は意外といます。珍しい病気ではないということなのです。

✷こんな症状には要注意!

一般にはあまり知られていませんが、予兆が3つあります。

●レム睡眠行動異常➡睡眠には、眠りが深い「ノンレム睡眠」と、眠りが浅く、脳は起きているが、体は完全に寝ている「レム睡眠」の2種類あります。この「レム睡眠」のときに起こるのが「金縛り」です。誰かに追いかけられるような怖い夢をみて、逃げようにも体は動きません。それは体が寝た状態だからです。

ところが、レム睡眠なのに動かないはずの手や足が動いてしまうことがあります。声を上げるだけでなく、手を激しく動かしたり、殴りかかったりして、隣で寝ている妻や夫がケガをするケースがあります。寝たまま歩き、転倒して、ケガをする場合もあります。これを「レム睡眠行動異常」と言います。

●嗅覚異常➡カレーのような香りが強いものでもわからなくなります。ただ、少しずつ進行するので、気付きにくいのです。風邪や花粉症によって嗅覚が落ちる状態が続いたりすると、よけいに嗅覚の低下を見逃しやすくなります。

●便秘➡通常の生活でも便秘になることはありますから、気付きにくい症状です。ただ、あまり便秘をしない人が、最近お通じがないことが多いと気付いたら、少しパーキンソン病のことを思い浮かべるのもいいかもしれません。

のちにパーキンソン病を発症した本人や家族に振り返ってもらうと、10年前から右のような症状があったという人が珍しくありません。3年前から、あるいは5年前という人もいます。

大事なことは、これらの症状があったからといって、全員、パーキンソン病を発症するわけではないということです。過剰に心配する必要はありません。

ただし、この予兆を意識しておけば、仮に10年後、パーキンソン病の症状が出てきたとき、早く発症に気がつくことができます。早く気がつき、早く治療を始めることで症状をコントロールできますし、日常生活や仕事を可能な限り長く続けることができます。この病気は治療法が確立されているので、そうしたことが可能なのです。

これらの予兆は、70歳の章で取り上げる**レビー小体型認知症**（192ページ）にも現れます。40～50歳代に出たらパーキンソン病、60歳以降にでたら、レビー小体型認知症を疑うということになります。

＊対処法・治療法は？

まず、減少したドパミンを補充する薬物療法を行います。この薬で、震えに関してもかなり効果が期待できます。体が動かしにくい場合には、リハビリテーションも早い段階から開始します。ドパミン補充療法はとても有効で、3〜5年間は、仕事も日常生活も支障なく行うことができます。50代で発症したとしても、会社に説明し、必要に応じて配置転換などをしてもらえれば、定年までずっと仕事をこなすことができます。

3〜5年たつと、薬が効いている時間と効いていない時間がでてきます。その「デコボコ」を、薬を使って調整するか、それが無理ならば、症状の「デコボコ」に合わせて生活の仕方を変えていくことになります。

パーキンソン病というと、寝たきりになるというイメージが強いかもしれません。しかし、パーキンソン病そのものによって寝たきりになるのではなく、転倒して大腿骨を折ったり、脳梗塞を起こしたりすることで、寝たきりになることが多いのです。

いま、パーキンソン病をiPS細胞で治療する治験が行われていますが、これが一般にも受けられるようになると、治療方法はまったく違ったものになるでしょう。

✷予防法・対策は？

パーキンソン病は、前記の予兆があったからといって、発症しないように止めたりすることはできません。また、神経が壊れることによっておきる病気なので、病気の進行を止めることは現時点ではできません。ただ症状を軽くする治療法があるので、どういう症状が起きるかをあらかじめ知ることで、落ち着いて対処できます。

加齢黄斑変性《おうはんへんせい》

✷こんな人は要注意☞喫煙者／強度の近視／高血圧／紫外線を浴びることが多い

✷どんな病気？

黄斑変性《おうはんへんせい》とは、網膜《もうまく》の中心部にあって、重要な細胞が集中している黄斑部《おうはんぶ》（48ページ図参照）が傷むことで、視力に障害が生じる病気です。

加齢黄斑変性は、その病名が示すように加齢とともに増える病気で、50歳代から増加していきます。欧米では中途失明の原因としては1位で、日本でも4位に入っており、しかも近年、患者数が少しずつ増加しています。

黄斑部のある網膜は、カメラでいえばフィルムにあたる役割を果たしています。光とともに人間の目へ入ってきた画像情報は、水晶体、硝子体を通り抜けて網膜に入り、網膜にある視細胞によって、情報が電気信号に変換されます。その信号が、網膜につながっている神経線維を通って脳に届くことで、画像として認識されるのです。重要な細胞が集中している黄斑はフィルムの中心で、ものの形、大きさ、色、距離などの情報を識別しているので、ここに障害が起きると、視力に大きな影響を受けてしまうのです。

発症のメカニズム

この病気には日本人に多いタイプと、欧米人に多いタイプがあります。

・滲出型➡日本人のほとんどがこのタイプです。加齢とともに、黄斑部分にできる老廃物を処理する働きが衰えるため、網膜のいちばん外側に老廃物がたまってしまう上に、その下層に異常な血管（新生血管）が発生します。この新生血管が非常にもろく、ひんぱんに出血するため、黄斑部がむくんでしまうのです。このタイプは進行が速く、急激に視力が低下していきます。

・**萎縮型⬇**加齢によって網膜の下層に老廃物がたまり、その結果、網膜の細胞が徐々に萎縮し、それにともない黄斑部も萎縮します。進行がゆるやかだという特徴があり、日本人には少ないタイプです。

✴こんな症状には要注意！

●モノが**ゆがんで見える⬇**東京タワーのような高い建物、横断歩道、高速道路のセンターラインなど、直線のラインがゆがんで見える変視症《へんししょう》が生じます。

●ものの**中心が暗く見える**（中心暗点）

●**視力低下⬇**以前に比べて見にくくなったという自覚があるなら、早めに眼科を受診するべきです。

✴対処法・治療法は？

黄斑変性かどうかを調べる「アムスラーグリッド」という格子模様の図を用いた簡易検査があります。インターネットでも入手できるので、試してみてもいいでしょう。片目を閉じて、中心の黒い点を見たまま、ゆがんでみえる線がないか、見えない部分（視野で欠けている部分）がないかをチェックします。老眼鏡をかけている人は、かけた状態でチェックしてください。おかしいなと思ったら、眼科を受診してください。

専門的な検査には、眼底にある網膜が、むくんでいないか調べる**眼底検査**、網膜の断面を調べる**光干渉断層計検査**、異常な血管から漏れている水分がないか調べる**蛍光眼底造影検査**があります。

薬を注射して治療

抗VEGF（血管内皮増殖因子）薬を注射する治療を行います。VEGFというのは新生血管の成長を促すたんぱく質の一種です。この治療では、新生血管の成長を抑える薬を使いますので、「**抗新生血管療法**」といわれています。

ただし、この薬に加齢黄斑変性そのものを治す効果はありません。薬が減っていくと再び新生血管が成長するので、そのたびに注射して……という治療を繰り返すことになります。また、なかには注射しなくてもよくなる場合もあります。

＊予防法・対策は？

●**禁煙⬇**タバコを吸っているのならば、やめること。これまでの研究結果から、喫煙はリスクを高めることが明らかになっています。

●**直射日光を避ける⬇**強い日光を浴びると黄斑部分の細胞に影響を及ぼします。日差しの強い日には、サングラスや日傘、つばのある帽子を身につけて目を守るように心がけましょう。

●**食生活の改善**⬇ビタミンA、C、Eといった抗酸化物質（老化をおさえる物質）や、亜鉛などが豊富に含まれている緑黄色野菜や人参、春菊などを積極的に食べましょう。パセリ、パプリカ、ケール、ほうれん草、ブロッコリ、かぼちゃなどに含まれるルテインという栄養素も積極的に摂ってください。

また原因はまだ明確になっていませんが、**高血圧**（10ページ）もリスク要因のひとつですので、気をつけてください。

強度の近視の方は、網膜の下層にある「ブルッフ膜」の断裂によって、この病気を引き起こす異常な血管（新生血管）が生じやすくなりますので、意識しておいてください。

生活の中に運動習慣を

国立長寿医療研究センター理事長　荒井秀典

この本では、いろいろな病気の予防法として、運動が重要であることが繰り返し述べられています。生活習慣の改善に関するコラム（66ページ）でも、まっさきに運動を挙げました。運動が健康維持に重要な役割を果たしていることは、各種研究でも明らかになっています。

定期的にスポーツジムへ通ったり、ゴルフやテニスなどで汗を流したりするのが望ましいのですが、そうした時間が取れないという方も少なくないでしょう。そこで、おすすめなのが、生活の中に運動を取り入れて、習慣にしてしまうことです。

普段からエレベーターやエスカレーターを使わず、階段をできるだけ利用する。通勤のときも1駅か2駅ぶん歩く。1日8000歩を目標にしてみましょう。スマートフォンについている万歩計などで運動量を計測するようになれば、意識も変わり、積極的に階段を使うようになるでしょう。

歩くときは、少し早歩きを入れてみてください。呼吸がやや速くなり、やや汗ばむぐらい。一緒に歩いている人がいたとしたら、すこし話しにくいなと感じられるスピードが目安です。

わざわざ体を動かす時間をとらなくても運動はできます。デスクワークをしながら、家でテレビを見ながら、といった「ながら」運動をする工夫をしてみてはいかがでしょうか。具体的なメニューはこのコラムの最後にご紹介します。

筋力を意識しよう

いま、おすすめした通勤のときの早歩きは有酸素運動ですが、将来のことを考えると、それだけではなく筋力の維持も意識したほうがいいのです。

筋肉は20歳を過ぎると少しずつ減り始め、70歳代になると20歳代の4割程度に減少します。30〜50歳代に運動をあまりしないと、筋肉が急激に減ってしまうおそれがあるのです。

最初に落ちるのがジャンプ力などの瞬発力です。かくいう私も、学生時代はバレーボールに親しんでおり、40歳代の半ばまでは、ジャンプしてオフィスの天井に手が届く程度に維持していたのですが、50歳代になると難しくなりました。階段の3段飛ばしも40

歳代までは出来ていたのですが、いまは2段飛ばしでも厳しいかもしれません。メインテナンスをしていないと瞬発力は落ちてくるものなのです。

その次に握力が落ちます。握力は全身の筋力を推定する指標になっており、高齢者医療の世界で注目されている**サルコペニア**（全身の筋力が低下すると同時に、身体機能も低下している状態）も握力で判定されます。このサルコペニアに関しては252ページで詳しく解説しています。

スポーツジムなどで握力を計測しているのであればともかく、日常ではそうした機会もすくないので、筋力の低下に気づくのが遅れてしまいがちです。

70歳代（182ページ～）、80歳代（251ページ～）の章で繰り返し説明していますが、筋力こそ健康寿命のカギ。現役世代のいまから、次のページ以降で紹介するようなトレーニングに取り組んでみてください。

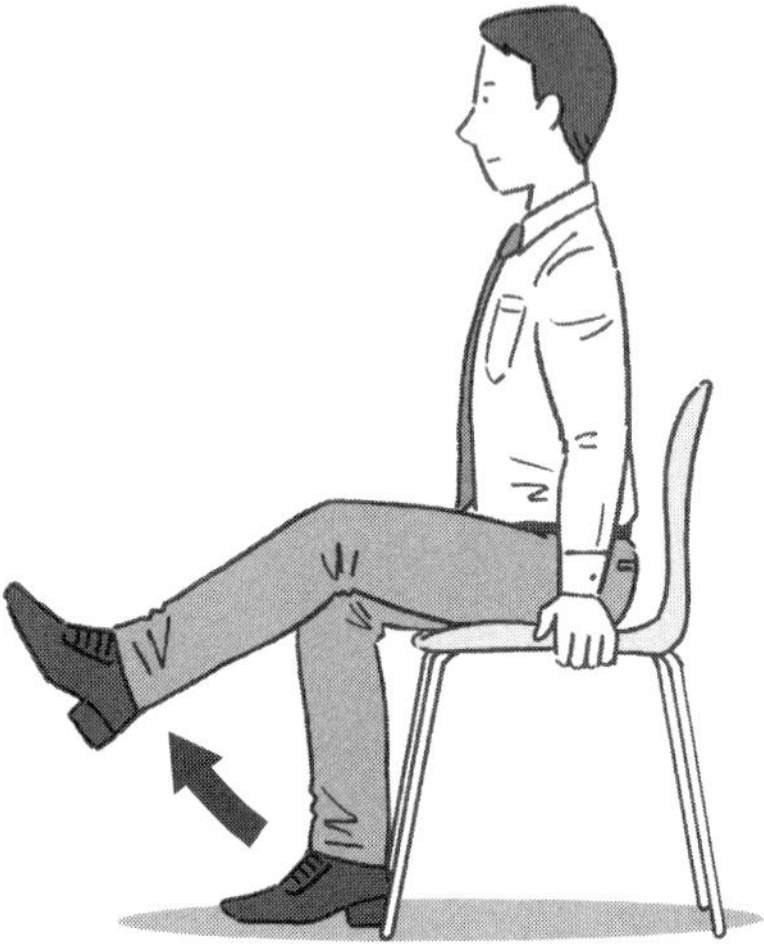

●足を上げる

椅子へ浅めに腰をかけた状態で、片方ずつ足を上げます。ゆっくり3秒かけて持ち上げ、やはり3秒かけて下ろします。1セット10回、3セットを目標に。これならオフィスでもできるはずです。慣れてきたら、上げた足の先で、ひらがなを書いてみましょう。5文字くらいからはじめ、筋力に応じて増やしてください。このとき座面を手で持って支えると上体が安定します。

この動きは太ももや、腰やお腹あたりにある腸腰筋《ちようようきん》が鍛えられるので、その部位を意識しながら動かします。腸腰筋とは上半身と下半身をつなぐ唯一の筋肉で、立った姿勢を保つ際に必要な筋肉です。

●おしりを上げる

椅子に座った状態から、おしりを数センチ上げて、10秒間キープします。10秒間キープが楽にできる人は、20秒に延ばしてもいいです。難しい場合はテーブルに手をつきながら上げても構いません。これも太ももと腸腰筋を鍛える運動です。筋肉を動かしているのだという意識でやってみてください。目標は3回です。

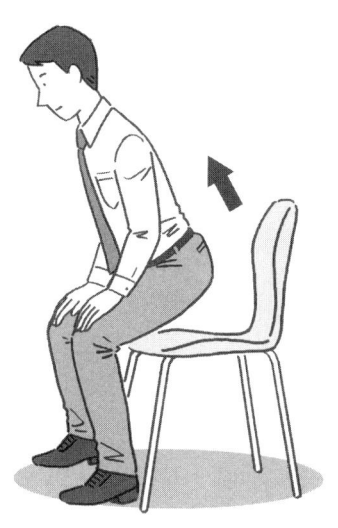

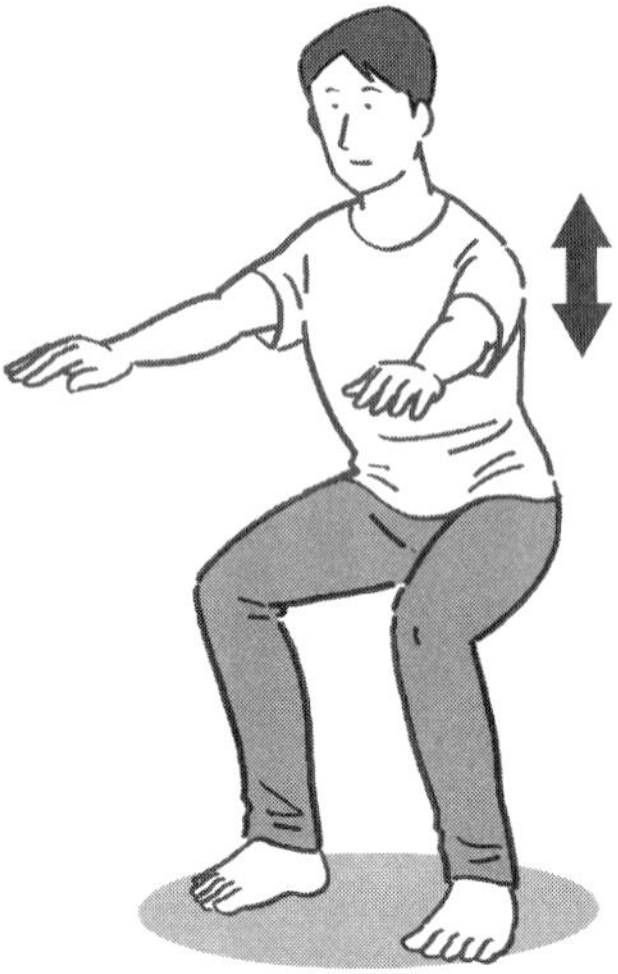

●スクワット

肩幅より少し広めに両足を広げて立ち、つま先は外側へ30度ほど開きます。その姿勢から背筋を伸ばしたまま少し上体を前に倒し、ゆっくりヒザを曲げて、腰を落とします。椅子に腰をかけるようなイメージです。ただし前のめりになって、まげたヒザがつま先よりも前に出ないように注意してください。

あまり深く曲げるとヒザを痛めてしまいますので、ヒザの角度が直角になる手前までにとどめましょう。

このとき息は止めません。腰を落としながら息をはき、吸いながら腰を上げます。スクワットで鍛えられる筋肉は、太もも、腸腰筋、おしりの筋肉、腹筋や背筋です。1セット10回、3セットが目標ですが、できる回数から始め、慣れてきたら、増やしていきましょう。

第3章 60歳代――健康状態の曲がり角

60歳代になると、勤務先を定年退職する方も多いでしょう。退職すると生活環境が大きく変わり、活動量も減って、運動不足になりがちです。そうなると健康にも影響がありますし、がんや生活習慣病を発症するリスクが高まるだけでなく、認知機能の低下が始まるのもこの時期です。女性は骨粗しょう症もあらわれます。

まさに健康状態の曲がり角といってもよい年代です。人生100年と考えると、あと40年もあります。健康寿命を維持して、残りの人生を乗り切るためには、体力の維持を意識してください。定年になったからといって家に引きこもるのではなく、体力・気力が続くのならば仕事を続けるのもいいでしょう。また、気のあう人たちと一緒に運動に親しむとか、これまで培った知識や技術をボランティアに活かすのもいいと思います。社会とのつながりや、一定の活動量を保つことが、残りの人生を豊かなものにする秘訣です。

心筋梗塞《しんきんこうそく》・狭心症《きょうしんしょう》

✷こんな人は要注意☞高血圧／肥満／喫煙者／糖尿病／運動不足／ストレスが多い／家族に心筋梗塞になった人がいる

✷どんな病気？

動くために必要な酸素や栄養を心臓へ送る冠動脈。この重要な血管の内側にコレステロールなどがたまると、動脈硬化が起きて血管が狭くなり、血流が妨げられてしまいます。そのコレステロールなどがたまって膨らんだ部分が「プラーク」で、〝動脈硬化巣《こうかそう》〟とも呼ばれます。

このプラークによって血管が狭くなった状態が**狭心症**《きょうしんしょう》です。

そうした状態がさらに進むと、プラークを覆う被膜が破れたり、傷ついたりして血栓《けっせん》ができて血管をふさいでしまうことがあります。冠動脈に血液が流れなくなると、心臓の筋肉（心筋）に酸素や栄養素が供給されなくなり、筋肉の一部が壊死します。これを**心筋梗塞**《しんきんこうそく》と呼びます。狭心症と心筋梗塞は、まとめて**虚血性心疾患**と呼ばれています。

＊こんな症状には要注意！

心筋梗塞には前兆があるタイプとないタイプがあります。

一般的な心筋梗塞は前兆がありますが、冠攣縮《かんれんしゅく》型心筋梗塞のように、ないタイプもあります。これについては40歳代の章（28ページ）をお読みください。

ここでは前兆のある心筋梗塞について説明します。

狭心症の症状が心筋梗塞の前兆になりますが、狭心症には2つのタイプがあります。**労《ろう》作《さ》性《せい》狭心症**と**安静時狭心症**です。後者の安静時の多くは冠攣縮型ですので、ここでは労作性狭心症についてご説明します。

労作性狭心症は、運動や、階段・坂道をのぼるといった、心臓に負担がかかる行動をしたあとに、次のような症状があらわれる場合があります。

- **胸全体が押さえつけられるような感じがする**
- **息切れ**
- **歯が痛む➡**虫歯のように一部の歯が痛むのではなく、全体に痛むケースがあります。
- **首から肩にかけて痛む**

特徴は2〜3分ほど休んでいると、治るということです。血管が細くなっているため、強めの運動をすると、心筋に栄養がいかなくなるので苦しくなったり、胸痛が起こったりするのです。でも、その状態が安定していれば、心筋梗塞にいたることはありません。こうした症状を**安定狭心症**といいます。安定型はプラークを覆っている被膜が安定しているので、急に破裂してしまうことは少ないのです。

一方、警戒するべきなのは**不安定狭心症**です。不安定型は被膜が薄いので破れる危険性が高く、心筋梗塞を起こしやすくなりますので、医療機関を受診する必要があります。

狭心症であるかどうかの見極めは、あくまでも目安として言うならば、1階から2階へ階段を登ろうとしても、しんどくて登れない場合は、狭心症の可能性があります。

先ほど述べたように、狭心症であれば痛みは数分間で収まりますが、心筋梗塞の場合は、安静時や運動時にかかわらず、突然、胸に激しい痛みが起こり、30分以上、それが続きます。こうなると一刻を争う事態ですので、ただちに救急医療を受ける必要があります。

✷対処法・治療法は？

狭心症の段階であれば、以下のような治療を行います。

●薬物治療⬇血管を詰まらせる「血栓」をできにくくする薬、冠動脈を広げて血流をよくする血管拡張薬などを使います。

●カテーテル治療⬇カテーテルという細い管を血管に通して、網目状の筒（ステント）を、血管の狭くなった部分に入れて詰まらないようにします。

●バイパス手術⬇重症になった場合にはバイパス手術を行います。道路のバイパスのように、狭くなった部分を迂回して、心臓へ血が流れる道をつけるのです。このときは冠動脈と同じような太さの健康な血管を自分の身体から採って使用します。

心筋梗塞の場合は、いま挙げた治療を緊急に行います。2時間以内に治療すれば後遺症はほとんど残りませんので、まさに一刻を争います。すぐに受診してください。

✷予防法・対策は？

心筋梗塞を予防するためには、まず狭心症の段階で、きちんと治療しておくことが肝心です。その狭心症の予防法には次のようなものが挙げられます。

●禁煙⬇喫煙者であれば、まず禁煙することが必要です。タバコは血管収縮、血栓形成、動脈硬化をもたらす上に、血圧が上がって脈拍が速くなります。受動喫煙も避ける方が望ましいでしょう。

●**食生活の見直し**⬇塩分・糖分・脂肪分を取りすぎず、バランスのよい食事を心がけてください。

●**適度な運動**⬇適度な運動は狭心症・心筋梗塞の予防になります。

●**規則正しい生活**⬇不規則な生活は血液中のコレステロール値を上昇させて、動脈硬化を進めます。精神的・肉体的ストレスは血圧を上昇させて冠動脈の内側を傷め、心筋梗塞の引き金となります。

ご家族に狭心症や心筋梗塞を経験した人がいる場合は、とくにいま挙げた点を意識してください。血管にコレステロールがたまりやすく、心筋梗塞につながる高コレステロール血症は、遺伝的な要因もあるからです。

脳出血

✴こんな人は要注意☞高血圧／糖尿病／喫煙者／肥満／お酒好き／腎不全

✷どんな病気？

脳の血管が破れて、脳の中で出血を起こす病気です。

血管からもれ出した血液が血腫《けっしゅ》という血の塊を作り、その血腫が脳にダメージを与えます。血腫の周囲にむくみが生じると脳への圧迫が強まって、脳へのダメージが一層、大きなものになります。その結果、脳機能に障害が生じて、手足の麻痺や意識障害などの後遺症が残ってしまい、介護を必要とする状況になる場合があります。

この病気は高血圧性脳出血ともいわれているほど、原因として多いのは高血圧です。高血圧の状態が長く続くと脳の細い血管の壁がもろくなり、脳出血を起こしやすくなります。そうした状態のとき、なんらかの要因で高い血圧がかかると、もろくなっていた血管の壁が破れて、出血するのです。

✷こんな症状には要注意！

脳出血の**前兆は、ほとんどありません**。突然、おそってくる病気なのです。いったん脳出血に見舞われると、次のような症状が生じます。

●体の**まひやしびれ**。

●**ろれつが回らず、はっきり喋れない、**もしくは**言葉を発することができない**。

●歩けずに**ふらついたり**、**転倒**したりする。
●**視野が欠ける。ものが二重に見える。**

こうした症状だけをみると、**脳梗塞**（88・210ページ）に似ているのですが、異なるのは、脳出血では一般的には頭痛を伴うことが多いという点です。一方、脳梗塞では頭痛をともなうケースはあまり多くありません。

✴対処法・治療法は？

いま挙げたような症状が出たら、一刻も早く救急車を呼びましょう。これは**脳梗塞**でも同じで、早く対処するのが肝心です。治療法はおもに以下の3つがあります。

●**高血圧の治療**⬇血管からの出血を少なくするため。
●**脳の腫れを抑える薬の投与**
●**手術**⬇前のふたつの治療で改善されなかった場合は、頭の骨を開ける手術を行って血腫を取り除きます。ただし血腫を取り除いても、脳へのダメージが回復するわけではありません。だから手術をしても、根本的に症状が改善したり、予後がよくなるわけではありません。

＊予防法・対策は？

重要なのは血圧を早い時期からコントロールすることです。禁煙する、過度の飲酒や食事を慎むなど、生活習慣を変えるとともに、もしそれでも下がらなければ、降圧薬で下げていくことが必要です。

降圧薬を飲んでいる人は、絶対に自分の判断で服用をやめてはいけません。勝手にやめたことで脳出血を起こす例があるのです。薬を飲んでいたから、適正な血圧で安定していたのに、いきなり高い血圧が血管にかかることがあります。その血管が脆くなっていると、血管が破れる危険性は高くなります。

糖尿病（96ページ）、**不整脈**（198ページ）も、この病気を引き起こす危険因子ですので、放置しないで治療する必要があります。

冒頭に危険因子（こんな人は要注意！）として、腎不全を挙げていますが、これは、まだ人工透析していない腎不全の患者さんには、血小板機能の異常のため、出血しやすくなるというリスクがあるためです。人工透析をするようになっても、透析中に抗凝固薬を使用するため、出血のリスクは高いのです。

また、高齢化にともない増加しているタイプの脳出血があります。それが**アミロイド・**

アンギオパチーです。これは70歳代の人に多いので、212ページをご参照ください。

肝臓がん

★こんな人は要注意☞C型肝炎ウイルス保持者／B型肝炎ウイルス保持者／脂肪肝／お酒好き（アルコール性肝炎）／肥満／糖尿病

★どんな病気？

肝臓がんは2つに大別されます。肝臓にがんができる**原発性肝がん**と、大腸など他臓器のがんが肝臓に転移する**転移性肝がん**です。原発性肝がんのうち、90％以上が肝細胞がん（一般的に「肝臓がん」と言われるもの）で、肝臓の中を通る胆管にがんができる「肝内胆管がん（胆管細胞がん）」とは区別されています。

ここでは肝臓がん（肝細胞がん）について説明しますが、このがんは、原因が分かっている珍しいタイプです。発生する要因は、C型肝炎ウイルスの感染が7割、B型肝炎ウイルスによるものが2割、それ以外（非B非C）、つまりウイルスを感知できないタイプが

肝臓の構造

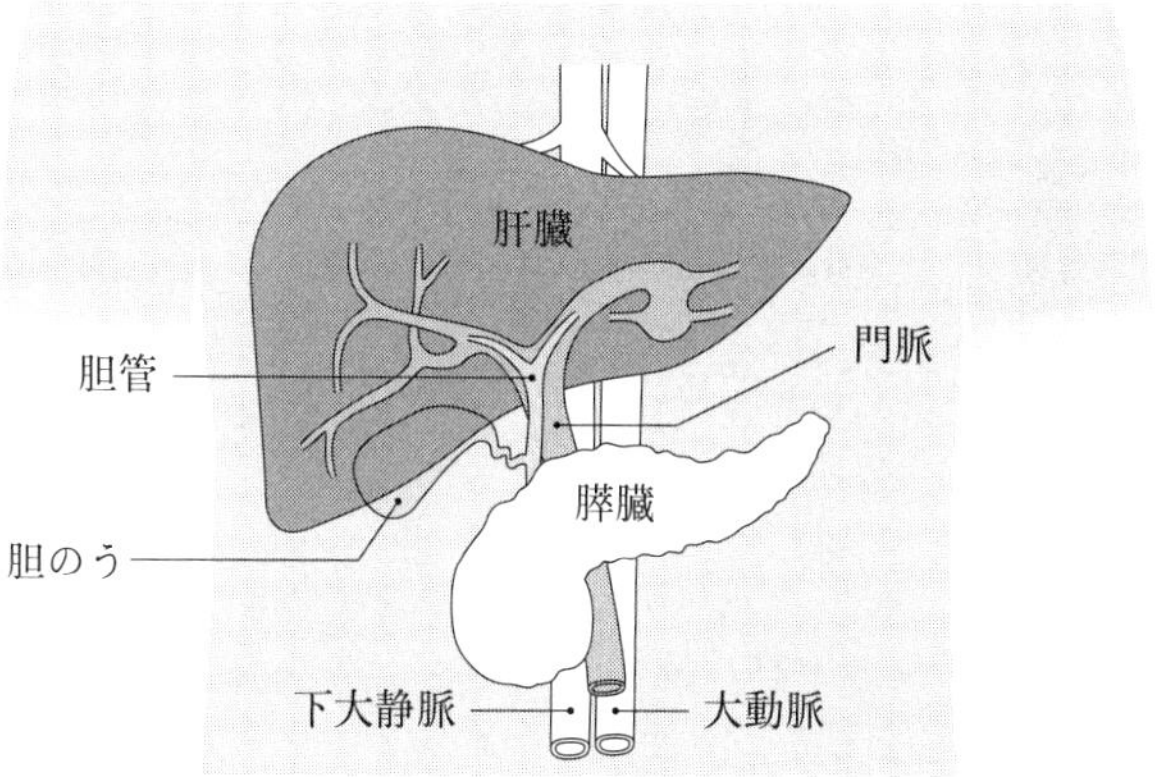

参考資料：国立がん研究センターがん情報サービス

1割です。

ところが肝炎のウイルスに感染していても、自覚症状として現れないケースがほとんどです。肝臓が〝沈黙の臓器〟といわれるゆえんです。

B型感染者は110万～140万人、C型感染者は190万～230万人いると推計されています。B、C両方を合わせると、少なくとも300万人ぐらいはいると思われますが、実際に治療を受けている人は80万人ほどだと見積もられています。

B型肝炎は産道感染（出産時に母親の産道を通るときに感染すること）なのですが、1986年にワクチンができて以降、かなり減りました。気をつけなければいけないのは、

86年より前に生まれた人です。

C型肝炎に関しては輸血が原因であることが多く、92年以前に輸血をうけた人は検査を受けた方がよいでしょう。ただ、以前と比べると、かなり数は減っています。

いま挙げた条件に当てはまる人は、将来的に肝臓がんになる危険性もあるので、一度は肝炎ウイルス検査を受けてほしいものです。保健所や指定された医療機関ならば、一部負担か無料で検査を受けることができます。

また、お酒をたくさん飲む人は、アルコール性の肝炎から肝硬変にいたり、肝細胞がんが発生しやすくなるので注意しましょう。

さらに近年は、肝炎ウイルス感染をともなわず、**脂肪肝**（16ページ）を原因とする肝臓がんが増加しているという報告がありますので、見逃せないところです。お酒をあまり飲んでいない人に起きる脂肪肝や脂肪肝炎、肝硬変を含む肝臓病のことを「非アルコール性脂肪性肝疾患」と言います。このような方の多くは、肥満、糖尿病、脂質異常症、高血圧をともなっており、メタボリックシンドロームの人の肝臓病とも言えます。

＊こんな症状には要注意！

初期ではほとんど症状はありません。進行すると、腹痛、**背部痛**、**黄だん**、**むくみ**、**腹**

水（臓器と臓器の間の腹腔《ふくくう》に水がたまること）、**食欲不振**、**体重減少**といった症状がでてきます。

＊対処法・治療法は？

肝臓がんの治療法は、ほかのがんと同じく、進行の程度（ステージ）や、患者さんの身体の状態を踏まえて検討します。

肝細胞がんのステージは、がんの大きさ、個数、がんが肝臓内にとどまっているか、ほかの臓器まで広がっているか（転移）によって決まります。

また、治療法を選択するときは、肝臓の機能がどのくらい保たれているかも確認します。

主な治療法は以下のとおりです。

●手術

・**肝切除**➡がんとその周囲の組織を取り除く治療。がんが肝臓にとどまっており、3個以下の場合に行うケースが多いです。がんの大きさには特に制限はなく、10㎝を超えるような巨大なものであっても、切除が可能な場合もあります。

・**肝移植**➡肝臓をすべて摘出して、ドナー（臓器提供者）の肝臓を移植する治療法で、日本では主に、健康な親族などから肝臓の一部を提供してもらう「生体肝移植」が行われています。

●**ラジオ波焼灼《しょうしゃく》療法**➡体の外から特殊な針をがんに直接刺し、通電してその針の先端部分に高熱を発生させることで、局所的にがんを焼いて死滅させる治療法。

●**肝動脈化学塞栓《そくせん》療法**➡カテーテルの先端を肝動脈まで進め、抗がん剤と、肝細胞がんに取り込まれやすい造影剤を混ぜて注入し、その後に肝動脈を人工的に詰まらせる治療法です。血管をふさぐことで、がんへの血流を減らし、抗がん剤によりがん細胞の増殖を抑えます。

　肝臓の状態やがんの進行具合によっては、分子標的薬による薬物療法や、放射線治療を選択します。

＊予防法・対策は？

　肝炎ウイルスが原因で発生する肝臓がんの予防は、「肝炎ウイルスの感染予防」と「ウイルス感染者に対する肝がん発生予防」の2つが柱となります。

　前にも触れたように、ウイルスの感染予防については対策が進んでいます。では、ウイルスに感染していた場合は、どのような治療があるのでしょうか。

Ｂ型肝炎ウイルスに対しては、多くの患者さんに有効な核酸アナログかインターフェロンがあります。Ｃ型肝炎ウイルスに対してはインターフェロンか、抗ウイルス薬があります。抗ウイルス薬は高価ではありますが、これも多くの患者さんに有効です。

日常生活では、お酒の飲みすぎには注意してください。アルコールを摂取しすぎると発がんを早める危険性があるので、休肝日をつくるなど、飲む量には気をつけましょう。その上で、超音波（エコー）検査、ＣＴ、血液検査を定期的に受けてください。

脂肪肝が原因で発生する肝臓がんを予防するには、食事療法や運動などで生活習慣を改善し、背景にある肥満、糖尿病、脂質異常症、高血圧などを改善することが重要です。

膵臓《すいぞう》がん

✴こんな人は要注意☞糖尿病／胃に痛みを感じている／喫煙者／脂肪の多い食事が多い／野菜・果物が少ない食事が多い／慢性膵炎／家族に膵がんの患者がいる／肥満

膵臓の構造

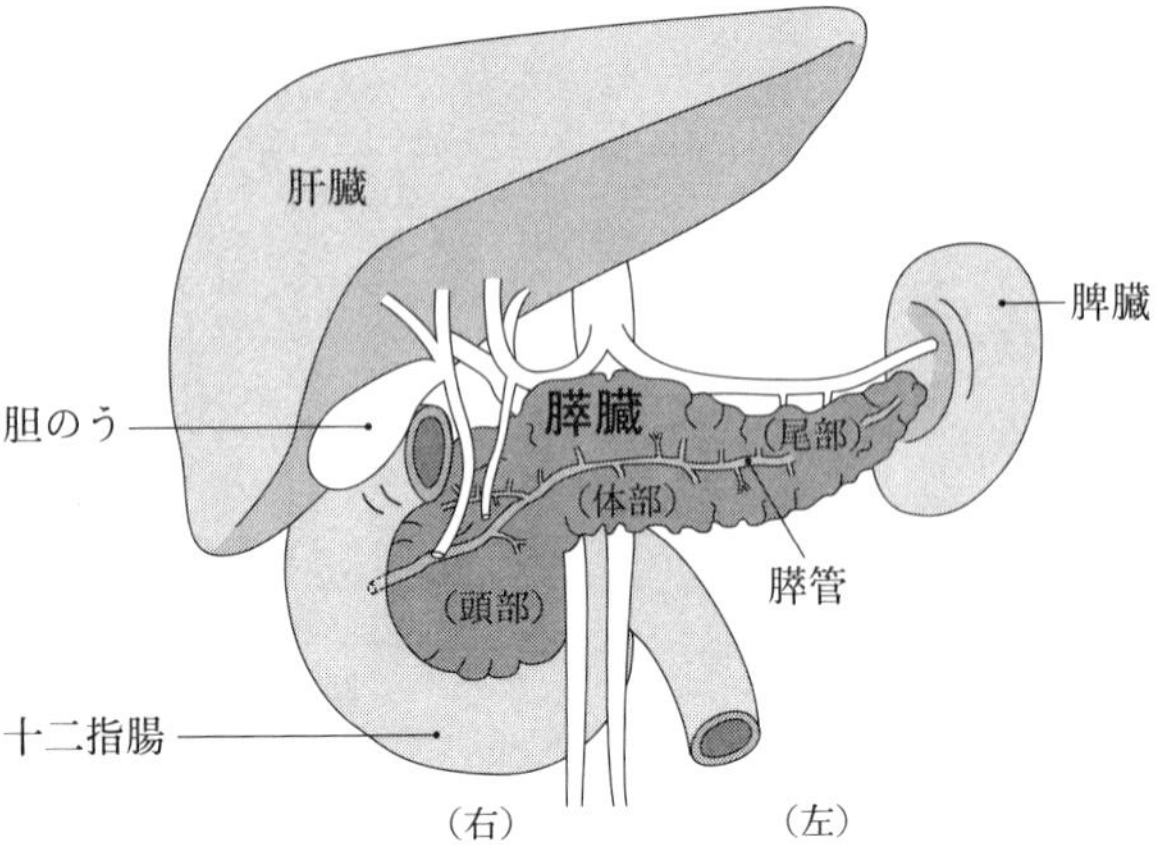

参考資料：国立がん研究センターがん情報サービス

✷どんな病気？

膵臓《すいぞう》がんは、膵臓から分泌されて、食物の消化を助ける「膵液《すいえき》」が流れる膵管《すいかん》に、がんが発生する病気です。膵臓は胃の後ろにある、左右に細長い臓器です。60歳以降に増え、高齢になるほど多くなる病気です。

膵臓がんは、胃の裏の、さらに十二指腸に囲まれた場所にあるため（上の図参照）、早期で見つけることが難しく、見つかったときにはかなり進行していることが多いがんです。見つかったときには7割がステージ4Aと厳しい状態。手術が可能な状態で見つかるのは全体の2〜3割。切除できても術後の再発率が高く、術後の5年生存率は20～40％と低いレベルです。

✱こんな症状には要注意！

早期に発見するのは難しいがんで、進行すると**腹痛**や腹部の**膨満感**《ぼうまんかん》（満腹感）がありま す。しかし自覚症状を訴えるような段階では、早期である可能性は低いのです。

糖尿病（96ページ）の項目で説明しましたが、膵臓では、血糖値をコントロールするインスリンというホルモンが作られています。ですから、がんができるなど膵臓にトラブルが発生すると、インスリンの分泌が減るので、糖尿病を発症することがあります。

また糖尿病をわずらっている人の症状が悪化したときは、膵臓がんを発症していないか、慎重にチェックする必要があると言われています。

早期発見の手段は

膵臓がんを早期発見するためには、超音波（エコー）検査でみつけるのがいちばん現実的です。腹部に超音波を発生する装置をあてて、臓器に反射した超音波の様子を画像にして観察する検査です。

これは体への負担が少なく簡便に行えますが、エコー検査では膵臓全体が見えないこともしばしばです。エコー検査の結果、何かおかしいと思われるときには、超音波内視鏡でさらに調べます。超音波装置の付いた内視鏡を口から入れて、胃や十二指腸の中から膵臓などに超音波をあてます。そして超音波内視鏡を見ながら、あやしい部分に針を刺し、がん細胞があるかどうかを確かめます。

先ほど説明したように、膵臓がん特有の症状には腹痛があります。年齢が50歳、60歳になったら、胃や背中が痛くなった際は、そこだけを診てもらうのではなく、膵臓も超音波でチェックしてもらうことも考えていいでしょう。

＊対処法・治療法は？

膵臓がんの標準的な治療法は、手術（外科治療）、放射線治療、薬物療法（化学療法）の3つです。がんの広がりや全身状態などを考慮して、これらのうちの1つ、あるいは複数を組み合わせた治療を行います。

●手術（外科治療）

・**膵頭《すいとう》十二指腸切除術➡**膵頭部（本人側からみて右の部分で、十二指腸に囲まれている）を中心にがんがある場合、十二指腸、胆管、胆のうを含めて膵頭部を切除します。

・**膵体尾部《すいたいびぶ》切除術➡**膵体尾部（膵臓の真ん中＝体部と、本人側からみて左＝尾部）のがんの場合は、膵臓の体部と尾部を切除します。通常は、尾部に接している脾臓《ひぞう》も摘出されます。
・**膵全摘術《すいぜんてき》**⬇がんが膵臓全体に及ぶ場合は膵臓をすべて摘出します。ただし膵臓の機能が失われ、食事の消化に障害が生じたり、血糖をコントロールするインスリンが出なくなり糖尿病になるので、切除による治癒が期待できない場合は行いません。
●**放射線治療**⬇明らかな遠隔転移はないものの、がんが主要な血管を巻き込んでいる場合、放射線治療と化学療法を組み合わせた**化学放射線療法**、あるいは**全身化学療法**が行われます。また、骨転移《こつてんい》（がんが骨に転移すること）による疼痛《とうつう》（ずきずきとした痛み）などの症状を和らげる一つの方法として、放射線治療をすることがあります。
●**薬物療法**（化学療法）⬇膵臓がんを手術で取り除く前と後に、一定期間、化学療法（細胞障害性抗がん剤を用いた治療）を受けると、再発しにくくなったり、生存期間が延長したりすることが示されています。これを**術後補助化学療法**といいます。手術ができない場合や、再発した場合にも、化学療法によって、生存期間を延長したり、症状を和らげたりする効果が示されているので、実施が推奨されています。

✷予防法・対策は？

食生活の欧米化が進んで高脂肪食が多くなるとともに、膵臓がんが男性でやや増えているデータがあります。したがって、過剰に脂肪の多い食事を取らないようお勧めします。あわせて禁煙を心がけてください。

また前にも申し上げたように、糖尿病になったら、膵臓がんになっていないかどうかをチェックしてください。

前立腺《ぜんりつせん》がん

✷こんな人は要注意☞肥満／家族に前立腺がんになった人がいる

✷どんな病気？

前立腺は男性のみにある臓器で、膀胱《ぼうこう》の底に位置し、尿道を取り囲んでいます。前立腺がんは、前立腺の内側ではなく、外側や周辺部の外腺《がいせん》にできやすいがんです。

最近、増加傾向にあり、国立がん研究センターがん情報サービス「がん登録・統計」の2019年がん統計予測によると、罹患者数は、男性では大腸がん、胃がん、肺がんに次いで4番目とされています。

前立腺の構造

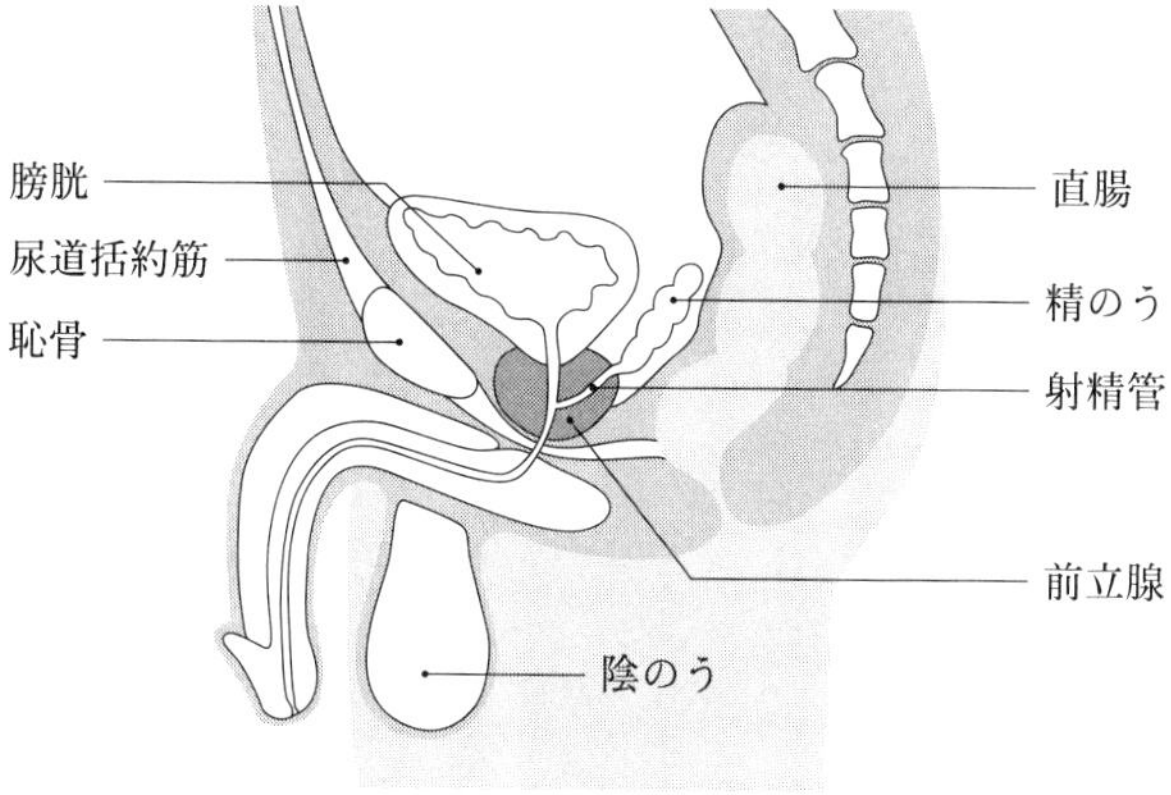

参考資料：国立がん研究センターがん情報サービス

このがんは50歳代から増え始め、年齢とともに増加していきます。ただ、かなりゆっくりと進行しますので、初期では自覚症状がほとんどありません。ですから前立腺がんにかかっていることを知らないまま亡くなる人もいます。

検査方法は以下のようなものです。

●PSA検査⬇PSA（前立腺特異抗原《こうげん》）は前立腺から分泌される酵素の一種で、前立腺がんや前立腺関係の病気があると、血中の濃度が高くなる性質があります。

この検査は早期発見のためには最も有用ですが、自治体などの健診項目に必ず入っているわけではないので、検査を追加しなければならないケースがあります。

●直腸診➡直腸診は、医師が肛門から指を挿入して前立腺の状態を確認する検査です。前立腺の表面に凹凸があったり、左右非対称であったりした場合には前立腺がんを疑います。

これらの検査で前立腺がんが疑われる場合には、経直腸《けいちょくちょう》エコー（超音波を発する器具を肛門から挿入する検査）、前立腺生検《せいけん》（細い針で前立腺を刺して組織を採取する検査）などを行います。

✴こんな症状には要注意！

先ほども触れたように、早期の前立腺がんは多くの場合、自覚症状がありません。しかし次のような症状が出ることもあります。

●尿が出にくい

●排尿の回数が多い

進行すると、これらの症状に加えて、血尿や、腰痛などの骨への転移による痛みがみられることがあります。

✴対処法・治療法は？

前立腺がんの主な治療法は以下に挙げたもので、複数の治療法が選択可能な場合があります。

●**監視療法**⬇早期でがんが小さく、余命に影響がないと判断される場合には、定期的に検査をして経過をみていきます。進行していることがわかった場合には治療を行います。

●**手術**（外科治療）⬇前立腺と精のうを摘出し、その後、膀胱《ぼうこう》と尿道をつなぐ前立腺全摘除術を行います。手術の際に前立腺の周囲のリンパ節も取り除くことがあります（リンパ節郭清《かくせい》）。手術の方法には開腹手術、腹腔鏡《ふくくうきょう》手術、ロボット手術があります。

手術後の主な合併症には、尿失禁と性機能障害があります。

●**放射線治療**⬇高エネルギーのX線や粒子線を照射してがん細胞を傷害し、がんを小さくする療法です。体の外から前立腺に放射線を照射する**外照射療法**と、放射線を出す物質を密封した粒状の容器を前立腺の中に入れて体内から照射する**組織内照射療法**があります。

●**内分泌療法**（ホルモン療法）⬇前立腺がんには、精巣や副腎から分泌されるアンドロゲン（男性ホルモン）の刺激で病気が進行する性質があります。内分泌療法はアンドロゲンの分泌や働きを妨げる薬によって前立腺がんの勢いを抑える治療で、手術や放射線治療を行うことが難しい場合や、放射線治療の前あるいは後、がんがほかの臓器に転移した場合などに行われます。

●**化学療法➡**一般的には、転移があるがんで、内分泌療法の効果がなくなったがんに対して、薬を注射や点滴または内服することにより、がん細胞を消滅させたり小さくしたりすることを目的として行います。

✷予防法・対策は？

前立腺がんのリスク要因として、加齢と遺伝的な側面が明らかになっています。もし親などが前立腺がんであったら、PSA値を測りたいものです。

また、前立腺がんの増加の背景には、動物性脂肪を摂ることが多い食生活の欧米化などがあるとされています。もし偏り過ぎている場合には食習慣を変えることも必要でしょう。

軽度認知障害

✷こんな人は要注意☞お酒好き／高血圧／肥満／喫煙者／糖尿病／脂質異常症

✷どんな病気？

2013年に発表された報告書（※）によると、2010年の段階で65歳以上の高齢者における認知症の全国有病率推定値は15％、有病者数は２０１２年の人口から推計すると約４６２万人とされています。別の報告では、生涯で半数の人が認知症になるともいわれており、とても身近な病気なのです。

くわしくは70歳代の章（183ページ）で触れますが、認知症のタイプとして最も多いのは、神経細胞が弱って減少していく**アルツハイマー型認知症**（185ページ）です。

他には脳の血管に障害が生じる**脳梗塞**（88・210ページ）、**脳出血**（138ページ）、**くも膜下出血**（92ページ）によって認知症になる**血管性認知症**（195ページ）があります。

脳の神経細胞が徐々に減っていく**レビー小体型認知症**（192ページ）もあります。

じつは、こうした認知症になる前に**軽度認知障害**（ＭＣＩ）という段階があることが知られるようになりました。これは記憶力や判断力、言語能力などの認知能力、そして物事の計画をたてて実行する能力などに低下はみられるけれども、日常生活で困っていることはないという状態です。

前出の報告書では、この段階の有病者は65歳以上の13％、同じく２０１２年の人口から、全国で約４００万人と推定しています。

（※）「都市部における認知症有病率と認知症の生活機能障害への対応」総合研究報告書

軽度認知障害は次の2種類に分けられます。

●**健忘型**⬇記憶力が損なわれる（**記憶障害**）。

●**非健忘型**⬇記憶力以外の**認知機能の障害**（失語・失認・失行・実行機能障害）がある。

軽度認知症や認知症における記憶障害と、加齢にともなう「もの忘れ」は、少しその性質が違います。人間、年をとると、人の名前が出てこなくなったり、もの覚えが悪くなったりします。しかし認知症の記憶障害は、脳の神経細胞が、生理的老化にともなって起こるスピードに比べ、早く壊れることによって生じるものです。

そうなると、「いつ、どこで、何をした」という内容を含む出来事の記憶を失う**記憶障害**という症状が出てきます。食事を例にすると、ヒントがあれば何を食べたのか思い出せるのが加齢にともなう「もの忘れ」で、ヒントがあっても、食べたという出来事そのものを忘れるのが病的な記憶障害です。詳しくは**認知症**（183ページ）の項目をお読みください。

また、非健忘型の説明で挙げた**認知機能の障害**とは次のような状態を指します。

・**失語➡**聞いた言葉が理解できない、言葉が出てこなくて話せないなどの言葉の障害。
・**失認➡**目、耳、鼻、舌などの器官に異常はないのに、知り合いの顔や物の色・大小などを認識できない、自分のいる場所がわからない、歩いている場所がわからなくなるなど、対象を正しく認識できない障害。
・**失行➡**服を着ることができない、ネクタイを結べないなど、日常生活の中で普通の行動ができなくなる障害。
・**実行機能障害➡**計画を立てて実行していくことができなくなる障害。レシピ通りに料理ができない、買い物を計画的にできない、以前から使っていた電化製品が使えなくなる、などがある。

軽度認知障害は〝認知症予備軍〟などと言われることがありますが、その後、正常に回復する人も少なくありません。回復の程度は、低下している認知障害が一つ（シングルドメイン）か、複数（マルチドメイン）なのかによって変わってきます。

編者が理事長を務める国立長寿医療研究センターが愛知県大府市で調査したところ、記憶障害のある健忘型で、ほかの機能低下がないシングルドメインの場合は、4年後に回復したのは38・7％。一方で健忘型のマルチドメインでは25・7％でした。

非健忘型をみると、シングルドメインは57・0％、マルチドメインでは20・9％です。

✷こんな症状には要注意！

軽度認知障害の特徴として、厚生労働省によると、以下の4つがあげられています。

●同年代の他の人にくらべて、**もの忘れの程度が強い**。

●**もの忘れが多いという自覚**がある。

●日常生活にはそれほど**大きな支障はきたしていない**。

●もの忘れはないが、**認知機能の障害**（失語・失認・失行・実行機能障害）が1つある。

これら以外にも、好きだった趣味などをやらなくなったり、人づきあいの範囲が狭まったり、元気がない、といった傾向もみられるようになります。

✷対処法・治療法は？

軽度認知症の患者さんのうち、年間で約10％の方が認知症へ進行することが知られており、これは健常者より4～5倍もリスクが高い状態です。ただ、前に触れたように、軽度認知症から健常に戻るケースもあります。そこで年に何度か、専門の医療機関で認知機能のチェックをすることが必要です。

くわしくは70歳代の章（183ページ）で説明しますが、現段階では、認知症を根本的に治療することはできません。そこで次に述べるような予防策を心がけましょう。

＊予防法・対策は？

とくに血管性の軽度認知障害について言えることですが、背景には糖尿病などの生活習慣病があります。アルツハイマー型も、血管性と原因が重なっている部分がありますので、以下の対策はある程度、有効です。

●食生活を見直す⬇40〜50歳代からできるのは、コレステロール値が高くなるような食事を避ける、魚、野菜、果物などバランスのいい食生活を心がけるということです。もちろんタバコは吸わないようにしましょう。

●運動⬇これも繰り返し、申し上げていることです。生活の中にウォーキングやジョギングといった有酸素運動を取り入れて、メタボにならないよう心がけてください。

また運動は認知機能を向上させるために有効であることが、いくつもの研究で明らかになっています。ですからメタボ予防としてだけではなく、軽度認知障害の予防としても運動することを心がけてください。

●周囲と交流する⬇趣味サークルに加わるとか、あるいは近所での活動に参加するなど、周囲との交流を絶やさないようにしましょう。ご家族の方も気遣ってあげてください。人と接することで身体の活動量も増えていきますし、周囲との接触が認知機能の維持に役立っているという研究があります。

●コグニサイズをやってみる⬇軽度認知障害の対策のひとつとして、編者が勤める国立長寿医療研究センターの老年学・社会科学研究センター・島田裕之センター長が考案した**コグニサイズ**という運動があります。

コグニサイズとは「コグニション（認知）」と「エクササイズ（運動）」を組み合わせた造語で、たとえば「踏み台を昇降しながら、食べ物の名前を可能な限りたくさん言う」です。「100から3ずつ引いていく」など、「運動」と「頭の体操」を同時並行でおこなうものです。例として初級編の「コグニウォーク」を挙げておきますので、その他は国立長寿医療研究センターのホームページをご覧ください。

国立長寿医療研究センターと愛知県大府市が、共同で大規模研究を実施しました。軽度認知障害の人たちを「コグニサイズをやった組」と「コグニサイズをやらなかった組」の2つにわけて、10ヶ月後に認知機能と、記憶機能と深い関係のある脳の海馬の萎縮《いしゅく》具合を

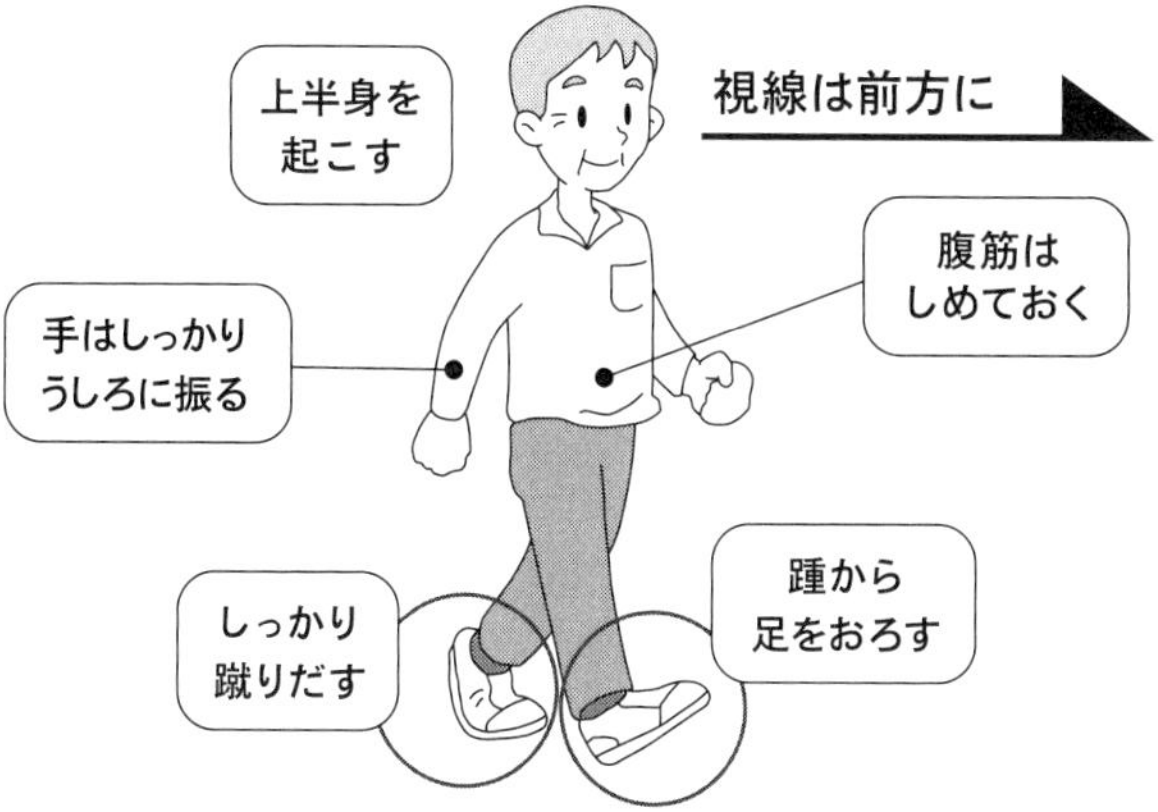

いつもより大股で、しりとり・計算・川柳等を交えて少し早く歩く！

国立長寿医療研究センター「認知症予防へ向けた運動コグニサイズ」パンフレットより

比較したのです。

すると、「やった組」は、記憶や認知機能が改善し、海馬の萎縮も食い止められていました。しかし「やらなかった組」では、認知機能が低下し、海馬の萎縮が進んでいました。

コグニサイズだけで認知症が予防できるわけではありませんが、軽度認知障害になっても、認知機能の維持・向上に役立つことが分かりました。

加齢性難聴

＊こんな人は要注意☞糖尿病／高血圧／喫煙者／血縁者に加齢性難聴の人がいる／若いころ騒音にさらされた

＊どんな病気？

耳の聞こえづらさを感じるのは、70代以上だろうというイメージの人が多いかもしれませんが、41ページで書いたように聴力の衰えは60代から急増します。

難聴というと、病気ではなく、「老化現象なので仕方がない」と考えている方もいるでしょう。しかし近年は**認知症**（183ページ）との関係が注目されているのです。

「ランセット」という著名な医学誌に、2017年、難聴と認知症の関連を発表した興味深い論文が掲載されました。それによると、認知症のうち65％は、遺伝素因などで決まっているので変えられないが、約35％は、予防できるリスク因子だというのです。

そのリスク因子は9つあり、それぞれの認知症への寄与率（影響力）も示されていました（次ページの表）。これをみると難聴が認知症の最大リスクであることがわかります。

この論文以外に、難聴が深刻であるほど、認知症のリスクが高いという報告をしたレポートもあります。２０１１年にアメリカのボルチモアで、軽度、中等度、高度の３つのレベルの難聴者が約10年後に、認知症を発症するリスクを調べたところ、難聴のない人とくらべると、軽度難聴は2倍、中等度の難聴で3倍、そして高度難聴で5倍の認知症を発症するリスクがあるという結果が出たそうです。

教育歴や糖尿病の有無などによる影響を考えても、難聴は認知症リスクをあげる因子だということが報告されました。

逆にいえば、難聴を予防したり、医療的に対処したりして聞こえる状態にすれば、認知症を予防できる確率も高くなるということになります。

認知症のリスク因子と寄与率（影響力）

低教育（※）	8%
難聴	**9%**
高血圧	2%
肥満	1%
喫煙	5%
うつ	4%
運動不足	3%
社会的孤立	2%
糖尿病	1%

※15歳以下の時期

難聴のレベルとは

「平均聴力レベル」（単位はデシベル）で25デシベル以下の大きさの音が聞こえれば聴力は正常です。それを超えても聞こえない場合は難聴と判定されます。WHOの定義では次のように4つのレベルに分けられています。それぞれ簡単な目安を示しますが、正確な数値は検査機器を使わないと測定できないことをご理解ください。

●**軽度難聴**⬇26デシベル〜40デシベルが聞こえる。

ティッシュペーパーを揉む音、あるいは指をこすり合わせる音が聞こえなければ、軽い難聴といえるでしょう。

●**中等度難聴**⬇41デシベル〜60デシベルが聞こえる。

テレビのボリュームでいえば、若い人がうるさいなと感じる音量でないと聞こえないレベルです。逆にいえば、若い人に合わせた音では聞こえなければ、中等度の難聴のレベルということになります。

●**高度難聴**⬇61デシベル〜80デシベルが聞こえる。

かなり大きな音ならば聞こえるけれども、それ以外は聞こえない。補聴器をつけなければ、ほかの人とはコミュニケーションが難しい状態です。

●**重度難聴**⬇81デシベル以上でないと聞こえない。

こうなると補聴器を付けても聞き取れず、のちほど説明する人工内耳の適応になります。ピアノも、音は聞こえなくて、振動で音が感じられる状態です。

✷こんな症状には要注意！

60歳代以降、少しずつ言葉の聞き取り能力は落ちていきます。

まず、「か」「さ」「た」「は」「ぱ」といった高音域の子音を聞き取る能力が低下します。

たとえば、「かとう」さんを「はとう」さんと聞き間違えたり、「7（しち）」と「8（はち）」を間違えたりします。

ただ、「あ・い・う・え・お」の母音は、80代になっても、なんとか聞き取れることが多いです。

スマートフォンで利用できるアプリには、難聴かどうか検査できるものもあるので、いきなり耳鼻科へ行くのには抵抗があるというのであれば、試してもいいかもしれません。

✷対処法・治療法は？

前に書いたように、難聴は認知症リスクを高めます。それを避けるためには補聴器を付けたほうがいいでしょう。

フランスの報告によると、難聴がある人で補聴器をつけていなかった人は認知機能が下がっているのですが、難聴がある人でも補聴器をつけると、認知機能の低下は前者よりも軽度になります。補聴器は認知機能を保つ上で役立っているのです。

ところが日本人の補聴器所有率は高くありません。ドイツは健康保険がきくこともあり30〜40％の所有率ですし、イギリスでは中等度以上の難聴であれば無料で補聴器が提供されます。

それに対して日本の補聴器所有率は14％。しかも実際に装着している人はさらに少なく、しかも満足度が欧米にくらべて低いのです。

なぜでしょうか。それは補聴器の買い方、使い方を間違っているからです。補聴器は、買えばすぐに使えるというものではなく、時間をかけて調整し、耳を慣らしていくことが必要です。しかし、このことがあまり知られていません。

補聴器をつけたら、まずは弱い音を聴くことから始めます。それに慣れたら、もう少し強い音を流します。こうしたステップを繰り返し、2〜3ヶ月で適切な音量を聴きとれるレベルにもっていくペースで進めることが大切です。ずっと付けていることが辛ければ、1日のうち3〜4時間の装着でもかまいません。

最初はエアコンの音など、いろいろな雑音を拾ってしまいますが、補聴器に慣れるにしたがい、人間の脳が、必要のない音は小さく聞こえるように調整してくれるようになります。私は患者さんに「耳を散歩させてください」と説明しています。補聴器をとおして、いろいろな音を聴くことが必要なのです。

そうしたステップを踏むことで補聴器に慣れていくと、次第に聞き取れる単語が増えていきます。そうなると自信がついて、補聴器を装着することも苦になくなります。

いきなり通販で購入しない

ところがこうした調整が必要なことを知らないまま、いきなり家電量販店や通信販売で補聴器を買う人が日本では少なくありません。補聴器を買ったつもりが、細かな調整ができない「集音器」だったという場合もあります。これでは、いろいろな騒音を拾ってしまいますし、それがうるさいので、すぐに使わなくなってそのまま、となるのです。

また医療機器である補聴器は、高いものですと、片方で50万円以上するものも珍しくありません。しかし、高いからよく聴こえる、自分に合っているというものではありません。それなのに、「よく聴こえないのは、安い補聴器を買ったからだ」と思って、高額製品に買い替える人もいます。最初は片耳で10万円程度の、リーズナブルな補聴器で十分だと思います。

欧米では国家資格をもった人が販売しており、3ヶ月から半年に1度、メインテナンスやフォローをします。日本でも、認定補聴器技能者という業界内資格ができて、患者さんに使い方を説明する人も増えてきましたが、まだ全国に行きわたっているかは疑問です。補聴器を購入する場合は、適切なアフターケアをしてくれるお店を選ぶことが必要です。

補聴器を使っても聴こえなくなったら

補聴器を使っても声や音が聴きとれず、生活が困難になった場合には、「人工内耳《ないじ》」という人工の聴覚器を耳の内部に埋め込みます。神経さえ生きていれば、電極を繋ぎ、音の刺激を電気信号に変えて神経を刺激することで、音が聞こえるようになります。2017年から人工内耳の手術の適応基準が変わり、1歳以上であれば受けられるようになりました。また90デシベル以上だった基準も、70デシベル以上でも適応になりました。

＊予防法・対策は？

42ページでも説明したように、音を聞き取る際に重要な役目を果たしている有毛細胞は消耗品ですので、歳を重ねるにしたがって、聴力が落ちていくのは避けられません。しかし、以下のような点を心がけることによって、難聴の進行を遅らせることはできます。

●**耳にやさしい生活**を心がける➡大音量でテレビをみたり、音楽を聴いたりすることは避けましょう。また騒音など、大きな音がつねに発生している場所は避けてください。工事現場など騒音のなかで仕事をしている人は、耳栓をして、聴力を保護しましょう。ときには静かな場所で、耳を休ませることも必要です。

●生活習慣を改める➡高血圧や、それによって生じる動脈硬化といった生活習慣病は、内耳や脳の血流を悪化させてしまうため、聴力に悪影響をおよぼします。ですから生活習慣病につながる肥満や喫煙、偏った食生活、運動不足、不規則な生活は、改善することが必要です。そのうえで、聴力が落ちたと思ったら、はやめに耳鼻咽喉科で検査することをおすすめします。

また、加齢性難聴も遺伝的な素因が関係してきますので、血縁者にこの疾患のある方がいる場合は、意識しておいてください。

オーラルフレイル

✷こんな人は要注意☞一人暮らし／同居人はいるが食事は一人／むせることが増えた／柔らかいものを多く食べる／発音や発声が悪くなった／家にこもりがち

✷どんな病気？

ご存じのように「オーラル」とは口腔《こうくう》で、「フレイル」は「虚弱」という意味です。「オーラルフレイル」を簡単にいえば、老化にともなって、食べる、話すといった口腔機能が衰えるということです（身体的なフレイルの解説は260ページ）。

具体的には、食べるときにむせる、食べこぼす、発音や発声が悪いため、話している相手から「もう1回言って」などと聞き返される、といった状態を指します。これら以外にも、歯が抜けたり、歯の具合が悪かったりするため柔らかい食べ物が多くなる、口内の手入れがゆき届かず不衛生になる、といった状態も含みます。

こうした口腔機能の低下が心身の機能低下につながると、**サルコペニア**（252ページ）になりやすくなります。

歯に関する悩みを年齢別に調べたデータがあります。「歯が痛い」「かみにくい」「歯ぐきの腫れ、出血」の3項目をみると、年齢が上昇するごとに、「かみにくい」という訴えが増え、65〜69歳のときにトップになります。

ところが歯科医の診療を受ける割合は70歳を境に減っています。かみにくさを抱えつつも、歯科医には行かない。これはおそらく、「かみにくくなるのは齢のせい」という思い込みがあるからでしょう。

では、かみにくさを放置しておくとどうなるのでしょうか。

「消化にいいから」などの思い込みから、かみやすくて、軟らかいものを安易に選んでしまいます。そうした食生活を続けていると、かむ力は衰えていきます。少しずつ力が落ちているので本人は気づきにくいのですが、確実に力は落ちます。

たかが「かむ力」だと思うかもしれません。しかしかむ力の低下は、食欲の減退につながり、ひいては低栄養につながり、結果として筋肉量・筋力の低下をもたらします。つまりサルコペニア状態になるのです。この問題はこれまで見過ごされてきたのですが、長期的にみると、体全体の機能に悪い影響を与えていくこととなります。

＊こんな症状には要注意！

オーラルフレイルのリスクをチェックできるリスト（次ページ）を作りました。合計の点数でオーラルフレイルの危険性をチェックしてください。

オーラルフレイルと診断された人が、4年後どうなったのか追跡し、オーラルフレイルではなかった人と比較した調査があります。結果は次の通りです。

- 要介護認定　2・4倍
- 身体的フレイル（衰弱）　2・4倍
- サルコペニア　2・1倍
- 総死亡リスク　2・1倍

少し怖い結果ですがオーラルフレイルを予防すれば、健康寿命につながることが明らかになったのです。

オーラルフレイル　チェックリスト

- 半年前と比べて、硬いものが食べにくくなった。
  は　い→2点
- お茶や汁物でむせることがある。
  は　い→2点
- 義歯を使用している。
  は　い→2点
- 口のかわきが気になる。
  は　い→1点
- 半年前と比べて、外出が少なくなった。
  は　い→1点
- さきいか、たくあん程度の硬さの食べ物をかむことができる。
  いいえ→1点
- 1日に2回以上、歯を磨く。
  いいえ→1点
- 1年に1回以上、歯科医院を受診している。
  いいえ→1点

- **0～2点　オーラルフレイルの危険性は低い**
- **3点　オーラルフレイルの危険性あり**
- **4点以上　オーラルフレイルの危険性が高い**

✴対処法・治療法は？

オーラルフレイルが心配になった時には、歯科医の診断と治療を受けることもできます。

２０１８年、「**口腔機能低下症**」という病名ができました。65歳以上の方が対象になりますが、保険診療を受けることができます。

次の7項目のうち、3項目以上が該当する場合は口腔機能低下症と診断されます。

●**口腔衛生状態不良⬇**舌苔といわれる垢が、舌にどれだけついているかを調べる。

●**口腔乾燥⬇**口の中の粘膜の乾燥程度、あるいは唾液の量を調べる。

●**咬合《こうごう》力低下⬇**ものを食べたときにかむ力を調べる、残った歯の本数も調べる。

●**舌口唇《ぜつこうしん》運動機能低下⬇**言葉を分かりやすく発声できるか調べる。

●**低舌圧《ていぜつあつ》⬇**舌圧（舌が上あごに接触する力）を測定する。舌圧の低い人は、食べ物をうまく摂取できず、むせやすくなります。

●**咀嚼《そしゃく》機能低下⬇**グミゼリーをかんで、咀嚼する力を調べる。

●**嚥下《えんげ》機能低下⬇**専門の質問票で嚥下機能が低下しているか調べる。

✴予防法・対策は？

オーラルフレイルが深刻になると、身体的なフレイルもあらわれます。また家では、同居する家族がいる、いないに関わらず、一人で食事をとる「孤食」が続いたり、親しく話す知人・友人がいない「社会的フレイル」という状態が続くと、身体・オーラル両方のフレイルが深刻化します。

そこで、次のような行動を日常の中に取り入れてみてはいかがでしょうか。

●しゃべる機会をもつ

職場を定年になると、しゃべる機会が極端に減ります。地域のサークル、ボランティア団体などに参加してみて、人間関係の輪を広げれば、社会的なフレイルが防止できます。たとえば子どもたちに本を読み聞かせるサークルに参加することは、人とのつきあいが広がるだけでなく、聞き取りやすい発声で読むように心掛けなければいけないので、滑舌などのトレーニングにもなります。

これまでの調査を分析すると、オーラル、身体、社会性の3つのフレイルの中でも、とくに「社会性」が重要であることがわかっています。人と人の関わり合い、つまり社会性は、活動量、精神・心理状態、口腔機能、栄養状態、身体機能など多くの健康分野に影響を与えます。近所に知人や友人がいれば、ときどき歩いて会いに行くし、お話ができる。また、人と食事をすればいつもと違うものを食べられる……といったように、オーラルフレイルや身体的フレイルの対策にもなるのです。

●硬い食べ物、かみ応えのある食べ物を、毎食1品だけでも食べるように心がける。

硬いものを食べることでかむ力がつくだけでなく、栄養のバランスも取れるようになります。

●口腔トレーニングをする

手軽にできる口腔トレーニングを2つ、ご紹介しましょう。

1.「パ・タ・カ・ラ」を練習する。

パ⬇唇を閉じて発音する。食べこぼしなどを防ぐのに効果的。

タ⬇舌を上あごにくっつけて発音する。口に入れた食べ物を奥に送るときの動きに効果的。

カ⬇のどの奥に力を入れて、奥を締める感覚で発音する。食べ物を飲み込んだり、食道に送る場合、一瞬、呼吸を止めています。その動作をするときに効果的。

ラ⬇舌先を上の前歯の後ろの上あごのあたりにくっつけて発音します。ごっくんと飲み込むとき、無意識に、「ラ」を発音するときと同じような場所に舌があります。

この4つの音を発する練習をします。「パタカラ、パタカラ」と繰り返してもいいですし、「パパパ、タタタ、カカカ、ラララ」と、同じ音を繰り返しながらでもいいのです。

2.「ブクブク、ガラガラ」を繰り返す。

水を口にふくみ、口を少しすぼめた状態で、うがいをする動作です。この動作、無意識にやっていますが、意外と高度なのです。水が鼻にまわらないように、また喉にも水が流れ込まないようにしながら、ブクブクやる。これを少し長めに続けてみましょう。

●運動する

定年後は、運動の機会が減ります。できるだけ毎日外に出て、歩く習慣をつけてください。

こんな病気にも注意！

メニエール病

☞44ページ

40歳代前後の病気だと言われてきましたが、最近では60歳代以降でも起こる例が増えてきています。加齢や女性ホルモンが関係しているからだろうと思います。

この病気は精神的・肉体的過労、睡眠不足、ストレスや神経質・几帳面な性格がリスク要因です。当てはまる方は、意識してください。

骨粗しょう症

☞106ページ

詳しい説明は50歳代の項目をお読みください。ただし50歳代と60歳代では、適正な体重が変わってきます。前にも書いたように、骨密度への影響を考えると、ある程度の体重があったほうがいいのです。

65歳未満は、ＢＭＩを25未満に抑えることは必要ですが、65歳を超えると、ＢＭＩ30までは大きな問題はないと思います。ただ、膝に負担がかかって痛みが出る場合には、筋肉が減らないように、ゆっくりと減量することも検討してください。

眼瞼下垂《がんけんかすい》

☞54ページ

上のまぶたである眼瞼《がんけん》が正常な位置よりも下がってしまう病気です。40歳代の章でくわしく説明しましたが、加齢もこの病気の原因のひとつです。

挙筋腱膜《きょきんけんまく》（まぶたを持ち上げる筋肉）が加齢により伸びるため、まぶたを上げ下げするときに連動して動いている瞼板《けんばん》（まぶたを引き上げる板状の軟骨）との結合がゆるんでしまい、うまくまぶたが持ち上げられなくなります。そのため、上まぶたの縁が瞳孔（ひとみ）にかかるようになって、見えにくくなるのです。

また、白内障や緑内障の手術が原因の場合もあります。手術の際、目を開ける器具を使うのですが、その影響で発症することがあります。対処法や治療法は、40歳代の章で説明した手術が一般的です。

第4章 70歳代――人生の一大事が増える時期

70歳代はライフイベント、すなわち人生の一大事が起きることの多い時期です。長年つれそった配偶者、自分の兄弟・姉妹、古い友人など、周囲の方が亡くなることが増えていきます。なかでも配偶者との別れは、精神的なショックが大きく、その回復に時間がかかる人もいます。そのため引きこもりがちになり、介護が必要になるケースもあるのです。

また70歳代になると、程度の差こそあれ、何らかの病気を抱えていることが珍しくありません。介護が必要になる人も多くなってきます。そんなときに頼りになるのは「体力」です。この先の人生を考えたとき、体力づくりを心にとめてほしいと思います。

俗に「一病息災」といいますが、持病とうまくつきあいつつ、友人や地域の人たちとも無理のない範囲でつきあいを絶やさない。社会的に孤立しないことが、介護生活を遠ざけるためには必要です。

認知症

✷こんな人は要注意☞肥満／高血圧／糖尿病／心疾患がある

✷どんな病気？

認知症とは、記憶障害をはじめ、注意力・判断力・言語能力といった脳機能が低下することで、仕事や社会生活などが、うまくできなくなった状態のことをいいます。

２０２５年には65歳以上の方の約20％が認知症になると見込まれていますし、認知症になる割合は75〜79歳から一挙に増加しているというデータがあります。70歳代になったら、ひとごとではなく、自分のこととして認知症について考えておくべきでしょう。

重要なのは早期診断、早期対応です。脳腫瘍《のうしゅよう》（頭蓋骨の中にできる腫瘍＝できものの総称）や慢性硬膜下血腫《まんせいこうまくかけっしゅ》（頭蓋骨の下にあって脳を覆っている硬膜と、脳との隙間に血が溜まっていく病気）などが認知症の原因であれば、その原因となっている病気を早く発見して、治療することで、症状が改善する場合があります。

完治が望めない場合でも、早めに治療をはじめれば、進行を遅らせることができる場合もあります。

そして何より、早期に認知症であることが分かれば、今後の生活について、ご自身も、ご家族の方も早めに備えることができます。

認知症の種類

認知症とは、いくつかの異なった原因で発症する病気をまとめて呼ぶときの言い方で、以下に示すように、おもに3つのタイプがあります。
●アルツハイマー型認知症➡脳に異常なたんぱく質がたまり、神経細胞を死滅させていくことが原因。日本では半数以上がこのタイプ。
●レビー小体型認知症➡脳の中にレビー小体といわれる特殊な物質が現れることで、神経細胞が壊されるタイプ。
●血管性認知症➡脳梗塞（88・210ページ）や**脳出血**（138ページ）により、脳の認知機能をつかさどる部位に障害がおきるタイプ。

どんな症状？

認知症の症状は**中核症状**と**周辺症状**の2つに分けられます。どういった症状が強く出るのかは、認知症のタイプによって変わってきます。くわしくはタイプ別の解説の中で触れていきますので、ここでは大まかに挙げておきます。

●**中核症状**（認知機能症状）⬇記憶障害、言葉が出にくい、時間・場所などが分からない（見当識《けんとうしき》の障害）など。

●**周辺症状**（行動・心理症状）⬇妄想、徘徊、幻覚、暴言・暴力など。

ただし周辺症状が必ず出るというわけではなく、ほとんど出ない人もいます。認知症のタイプや、生活環境、周囲の方の対応などによって変わってきます。

それでは代表的な認知症のタイプを紹介していきます。

アルツハイマー型認知症

✷こんな人は要注意☞高齢者／運動不足／喫煙者／糖尿病／中年期から肥満

✱どんな病気？

アルツハイマー型認知症は、記憶力や、注意力、判断力、言語能力、計画を遂行する能力といった**認知機能**が、ゆるやかに失われていくという特徴があります。

では、どのように進行していくのでしょうか。

●記憶障害が出る➡アルツハイマー型認知症になると、新しいことを記憶できなくなります。紹介されたばかりの人の名前を覚えられなくなったり、会話の内容をしばらくすると忘れたりします。また、置く場所を決めている預金通帳や印鑑などを見つけられず、貴重品がなくなったと騒ぐこともあります。

さらに症状が進むと、話していることを数分後には忘れたり、同じ話題を繰り返したりします。末期には、同居している人の名前すら忘れてしまうことがあります。

●時間や場所などを認識する能力が衰える➡アルツハイマー型認知症の初期では、現在の年月日や季節を間違えるようになります。そして症状が進行すると、季節が思い出せなくなったりします。

また、場所の認識力が落ちると、これまでは1人で電車を乗り継いで出かけていた場所なのに、乗り換えを間違えて、迷子になったりします。さらに症状が進むと、近所に出かけたまま、自宅に戻って来られなくなったりすることも出てきます。自宅内でトイレの場所が分からなくなるケースもあります。

さらに症状が進行すると、人間関係に対する認識も失われます。目の前に家族や友人がいても、その人と自分との関係が分からなくなるのです。このような時間や場所、自分との関係に関する認識能力のおとろえを**見当識《けんとうしき》障害**といいます。

●社会・家庭生活を営む能力が衰える➡アルツハイマー型にかぎらず、認知症になると、物事の計画を立てて、その通りに実行する能力がおとろえていきます。その代表格が料理で、道具を用いて段取りよく作業をすることができなくなるし、複数のおかずを並行してつくることが難しくなります。

また、ついさっきの行動や内容の記憶（短期記憶）があやふやになっていますから、醤油を入れたのか、塩を加えたのかが覚えられず、味がおかしくなることがあります。そのうち炊事をする回数が減ったり、レパートリーが少なくなったりします。

短期の記憶力が落ちると、井戸端会議もできなくなります。話題の流れを記憶できないと、ほかの人の話に合わせることができません。まったく違う話を始めたりするので、会話をとめてしまうのです。症状が進むと、テレビドラマのストーリーも追えなくなるため、テレビ番組をはじめ、次第にいろいろなものに興味を示さなくなっていきます。

健常者であれば、そんなに難しくない着替えや入浴も、認知症が進行すると難しくなってくるので、入浴を拒否するようになってしまいます。

●行動・心理症状が現れる⬇この「行動・心理症状」とは、前に書いた**周辺症状**ともいわれるもので、中核症状である認知機能の低下にともない、色々なことができなくなってくる本人の不安感や混乱から生じるものです。前の項目で述べた入浴拒否なども行動・心理症状のひとつです。

では、主なものをご説明しましょう。

・**妄想**《もうそう》⬇多いのは「お金や貴重品を誰かに盗まれた」という「もの盗られ妄想」です。これは、しまった記憶が欠けることで生じます。「周囲の人が嫌がらせしている」という被害妄想もあります。

・**徘徊**《はいかい》⬇初期では、初めて訪れた場所への道順を覚えられないという程度ですが、進行するにしたがって、慣れ親しんだ自宅周辺でも道に迷ってしまうことがあります。

・**幻覚（幻視）**⬇すでに亡くなった親兄弟など、実際にはいない人物がみえている、と認識する症状が夕方から夜間に多くみられます。実際には聞こえない音が「聞こえる」という幻聴もあります。

・**抑うつ**➡趣味などへの関心が低下します。これは認知症の初期症状として重要で、周囲がこの時期に気づけば、病気が進むのを遅らせることにも役立ちます。

・**興奮**➡絶え間なく話し続け、止めようとすると怒る症状で、認知症のために気分が不安定になっている状態でみられます。

・**暴言・暴行**➡自分がいる環境などが認識できず、気持ちが不安定になって、それが周囲に対する攻撃性となることがあります。

ほかにも昼夜逆転がおこることで**睡眠障害**になったり、食事をとった直後や深夜に食事を求めたり、食べ物ではないものを口に入れる**異食**が生じる場合があります。

繰り返しになりますが、こうした症状が必ず出るというわけではありません。生活環境や周囲の対応などによっては、出ない場合もあります。

✱こんな症状には要注意！

アルツハイマー型認知症の場合は、記憶障害よりも、**抑うつ症状**が先にでる場合がありますす。気力がでない状態が続いている場合は、いちど専門の医療機関を受診してみてください。

もの忘れも重要なサインです。加齢にともなって、もの忘れが増えるのは自然な現象です。ですから、人の名前を忘れてしまったり、きのう食べたものを思い出せなかったり、2階に上がって、「はて何をしに来たのかしら?」と思うのは、それほど心配ではありません。

心配なのは、そうした細かな記憶が抜け落ちていることではなく、体験の全体が記憶から抜け落ちてしまうことです。どんなご飯を食べたかではなく、ご飯を食べたこと自体を忘れてしまっていると心配です。最近は「もの忘れ外来」を開設している医療機関も増えています。そうした専門機関の受診を検討してみましょう。

これ以外にも、「いま何日か分からなくなる」「計算ミスが増える」「料理の味付けがおかしくなる」といった兆候があります。

＊対処法・治療法は?

認知症の治療には2種類あります。ひとつは患者さんにとって快適な環境を作り出し、周囲とのコミュニケーションで頭と心を活性化させる**非薬物治療**です。

もうひとつは症状の進行を遅らせたり、不安・妄想といった周辺症状をおさえる**薬物治**

療です。

しかし認知症を根本的に改善する薬は、まだ開発されていません。原因遺伝子や病気の原因はある程度わかっているのですが、それに対する薬は残念ながら開発途中なのです。将来的に、遺伝子治療やワクチン療法といった治療法が開発されるかもしれませんが、その時期はまだ予測できないのが実情です。

＊予防法・対策は？

認知症を予防する効果があるとされるものには次のようなものがあります。

●**運動**⬇予防だけではなく、発症後、進行を遅らせることにも有効だと明らかになっています。週に3回、30〜50分ほどの散歩がおすすめです。高齢の方は、ひざに痛みがあったり、心臓や肺などに病気があることも少なくありません。そうした場合は医師に相談の上、適切に取り組んでください。

●**禁煙**⬇喫煙は認知症のリスクを上昇させることが分かっています。ただし以前に喫煙していても、現在は禁煙している場合はリスクの上昇がみられません。ですから喫煙はすぐにやめてください。

レビー小体型認知症

✳どんな病気?

認知症の中でも、アルツハイマー型認知症、血管性認知症に次いで多いのがレビー小体型認知症です。発症年齢は60〜70代が多いとされています。

この病気では、「レビー小体」という異常なたんぱくのかたまりが脳にできます。とくに大脳皮質に広く分布し、脳の神経細胞を壊していくのです。アルツハイマー型認知症に比べると記憶の障害はめだたず、注意力や段取りよく物事を進める能力（遂行機能）の障害、空間の認識障害（場所がわからなくなる）が、レビー小体型認知症の大きな特徴です。

この病気を発症すると、非常にリアルな幻視がみえることが特徴で、たとえば、「知らない子どもたちがたくさん家に来たから、食べさせてあげなきゃ」などと言い、実際にご飯の用意を始めたりします。ほかにも「床が水でぬれている」「壁が燃えている」と言うこともあります。

こうした症状が、一日の中で変動するのも特徴です。幻視の症状が現れたと思ったら、次の瞬間には正常に戻ったかのようにふるまい、しばらくすると、また幻視を訴える状態になります。

ほかにも突然寝てしまう**突発性睡眠**や、睡眠のリズムが乱れて昼夜が逆転することもあります。

また、手や足のふるえや、こわばり、すぐに転倒してしまうといった**パーキンソン症状**もあらわれることがあります。

＊こんな症状には要注意！

レビー小体型認知症の前兆・初期症状には次のようなものがあります。

- **嗅覚異常**⬇香りが強いものでもわからなくなる。
- **便秘**
- **うつ**
- **レム睡眠行動異常**⬇眠りが浅く、脳は起きているが、体は完全に寝ている「レム睡眠」状態のとき、手や足が動いたり、起きて歩き出したりすること。

レビー小体型認知症の予兆・初期症状は、**パーキンソン病**（117ページ）とそっくりで、それが、この2つの病気が兄弟関係だと言われるゆえんです。これらの予兆がでてから3

〜7年間といった期間を経て、レビー小体型認知症に移行するというケースがあります。

パーキンソン病と違う点は、パーキンソン病の病理変化が脳幹・基底核の運動系を中心に出るのに対し、レビー小体型認知症では大脳に出るところです。だから認知機能が障害されるのです。

＊対処法・治療法は？

レビー小体型認知症は、さきほど触れたように症状も特徴的で、画像などの検査をしなくても、確定診断しやすい面があります。

レビー小体型認知症になると幻覚などの症状が現れることが、事前にわかっていれば、いざ発症しても、驚きやショックを、ある程度は抑えることができます。予期しないまま、こうした症状が起きたのを目の当たりにすれば、本人はもちろんのこと、家族もオロオロと混乱したり、不安になったりするものです。その家族の精神的な動揺が、患者さん本人へ否定的なものとして伝わると、患者さんがいっそう不安になる、という悪循環に陥ってしまいます。ですから早めに診断をうけて、今後に備える必要があります。

どんな治療法があるのか

レビー小体型認知症そのものを根本的に治療する方法はありませんが、症状を改善したり、進行を遅らせたりするためには、アルツハイマー型認知症と同じように、抗認知症薬を用いる**薬物療法**があります。

また、運動障害などパーキンソン症状に対しては、パーキンソン病の薬を飲むことになります。

血管性認知症

✷こんな人は要注意☞脳梗塞／脳出血／高血圧／糖尿病／心疾患

✷どんな病気？

脳の血管がつまる**脳梗塞**（88・210ページ）や、血管が破れる**脳出血**（138ページ）などによって、脳の血管に障害が生じ、そのために脳の認知機能が冒されるタイプの認知症です。酸素や栄養が脳細胞に行きわたらなくなるので、脳の機能が低下するのです。
おもな症状は次に示すとおりですが、障害がおきている脳の部位によって、どんな症状が出るかは異なってきます。

●認知機能障害➡記憶する能力が低下する記憶障害や、言葉や動作、時間・場所・人間関係などの認知、計画をたてて物事を行う能力などに障害がおきます。これは他の認知症と大差はありません。

血管性認知症の特徴は、そこなわれている能力と、維持している能力に差がある**まだら認知症**であることです。「最近のことに関する記憶力が低下しているのに、判断力や専門知識などは維持している」など、記憶障害やほかの障害が「まだら」にあらわれます。

また、突然、症状がでたり、落ち着いたりといったことが繰り返されるという特徴もあります。

アルツハイマー型認知症は、記憶力や、判断力・理解力などの認知機能が、ほぼ同じ程度で低下していきますが、そこが血管性とは異なります。

まだら認知症では、もの忘れのレベルがアルツハイマー型よりも軽く、忘れたことを自覚している場合が多いといわれています。

●感情失禁➡感情をコントロールできず、ちょっとしたことで泣いたり、怒ったり、あるいは笑ったりするなど、感情の起伏が大きくなります。これは脳の前頭葉の障害が大きくなると、感情のコントロールが難しくなるためです。

こうした症状だけではなく、転倒しやすくなるなどの歩行障害や、食べたものを飲み込むのに苦労する嚥下《えんげ》障害、トイレが近くなる（頻尿）などの排尿障害もあります。

また、元気がなくなったり、言葉数が少なくなったりする抑うつ症状も出てくることがあります。

✷こんな症状には要注意！

次のような症状が出たら、注意しましょう。

●以前はスムーズにできたことが、**出来なくなったり、時間がかかる**ようになった。
⬇認知障害が起きている可能性があります。

●**もの忘れが多くなった。**⬇記憶障害の可能性があります。

●歩行や食事などの**動きが**、**以前より遅くなってきた。**
⬇運動障害が起きている可能性があります。

✷対処法・治療法は？

まず、認知症の原因となっている脳梗塞や脳出血といった原因疾患の治療に取り組む必要があります。その治療によって脳機能が改善する場合もあるので、血管性認知症は「治る認知症」と言われることもあるのです。

しかし、原因疾患を治療しないままでおくと、あらたに脳の血管が詰まったり、出血がおきたりして、一段と症状が悪くなってしまいます。そうならないためにも、血圧や糖尿病、心疾患などをきちんとコントロールすることが必要です。

✷予防法・対策は？

基礎疾患である**高血圧**（10ページ）、**糖尿病**（96ページ）があると、発症しやすくなる病気です。これらの病気の解説で触れたように、バランスのとれた食生活、規則正しい生活、適度な運動が予防法です。もちろん禁煙は当然です。

不整脈

✷こんな人は要注意☞高血圧／糖尿病／心臓病

✷どんな病気？

心臓は基本的に同じリズムで拍動《はくどう》を繰り返しており、1分間に60〜100回ほどが正常だといわれます。心臓の拍動が血管につたわり、血管が拍動することを「脈拍」といいますが、不整脈とは、その心臓のリズムが乱れる症状で、速くなる**頻脈**《ひんみゃく》、遅くなる**徐脈**《じょみゃく》、そして脈が飛ぶ（途切れる）**期外収縮**《きがいしゅうしゅく》があります。

不整脈の原因は心臓の「電気系統」の異常です。心臓は筋肉でできた袋のような臓器で、その筋肉にわずかな電気が流れて動く仕組みです。この電気の発生場所や通り道に異常が起きると、規則ただしい拍動が乱れてしまい、不整脈がおきるというわけです。

ですから、必ずしも心臓に病気があるために不整脈が起きるわけではありません。心臓に病気があると不整脈は出やすいのですが、逆に心臓の病気がなかったとしても、不整脈はおきることがあります。心臓は1日で10万回もの拍動があるのですから、誰でも不整脈がおきてしまうのです。

そのため心臓病がある人の場合は注意が必要ですが、ほとんどの場合、治療は必要ありません。ただ、放っておくと短時間で死亡してしまう危険性がある**致死性不整脈**もあるので、注意が必要です。

人差し指、中指、薬指の3本の指を、反対側の腕の手首のやや下（親指側）に当ててみてください。1分間、脈をとって、脈が飛んだり、リズムが一定でなかったりしていないでしょうか？　その上、動悸がともなっていたりしたら、注意が必要かもしれません。

それでは、これから主な不整脈を説明していきましょう。

心房細動《しんぼうさいどう》

✷どんな病気？

脈拍のリズムが、速く、不規則になる症状で、不整脈のなかではもっとも多いタイプです。60歳代から次第に増えてきて、70歳代からさらに増加し、年齢とともに発症しやすくなります。この症状によって生命がおびやかされるわけではありませんが、脳梗塞になるリスクがあるので治療が必要です。

心臓は右心房、右心室、左心房、左心室の4つの部屋からできていますが、心房細動のときは、心房のなかで電気が高速でうずまいている状態になります。そのため血液が心房の中でうずまきのようにかき混ぜられて、よどみやすくなり、血栓《けっせん》（血のかたまり）が出来やすくなるのです。その血栓が脳に飛ぶと、脳の血管をふさいで、重篤な状態になることがあります。
心不全や高血圧、糖尿病などを合併している場合には、より注意が必要です。

＊こんな症状には要注意！

●脈が早い、乱れる
●動悸
●めまい

＊対処法・治療法は？

不整脈を抑える薬や、血栓ができにくくする薬を飲む薬物療法があります。

早期であれば、心臓の一部を電気刺激で焼いて、不整脈を止める治療（カテーテルアブレーション）を行います。これはカテーテル（細い管）を体内へ挿入する治療で、体への負担も軽く、2～3日の入院で完治します。

＊予防法・対策は？

まず、この症状の主な原因である高血圧の治療に取り組みましょう。また、生活習慣の改善が重要です。食事のバランスに注意し、適度な運動を心がけましょう。

心室細動《しんしつさいどう》

＊どんな病気？

心臓の血液を全身に送り出す**心室**《しんしつ》が細かく震えて、血液を送り出せなくなった状態を指します。心室細動が起こると、脳や腎臓、肝臓などの重要な臓器にも血液を供給できなくなり、なおかつ心臓が完全に停止すると、死亡してしまう、とても危険な状態です。

心筋梗塞（134ページ）、**心筋症**（心臓の筋肉の状態が低下する病気）、あるいは**心不全**（心臓の機能が低下して、全身へ十分な血液を送り出せない状態）、**大動脈弁狭窄症**《だいどうみゃくべんきょうさくしょう》（全身に血液を送り出す大動脈弁の開放が制限されて狭くなっている症状）など、心臓に持病があると起こしやすい不整脈です。

鍛えあげた肉体をもつスポーツ選手が、突然、亡くなるケースがありますが、心室細動が原因ということが少なくありません。また、若い人が睡眠中などに突然、亡くなることがありますが、これも心室細動を起こした可能性があります。

＊こんな症状には要注意！

前兆もなく、自覚症状もないことが多いので、見逃されるケースが多いでしょう。心室細動が起きると、脳への血液の供給が不足しますから、発症から6秒で意識を失い、3分ほどで脳が重篤なダメージを受けます。

＊対処法・治療法は？

検診等において、心電図異常などで引っかかると、専門医により、心室細動を起こす可能性が高い病気と診断される場合があります。

心室細動を起こす可能性が高いと判断されたら、手術により植え込み型除細動器（ICD）を体の中に埋め込む治療があります。この装置によって不整脈を止める方法は「ペーシング」と「電気ショック」の2つです。ペーシングは、不整脈より少し速く心臓を人工的に刺激する方法です。しかし、速い心室頻拍はペーシングでは止まらないことがあり、その場合と心室細動が起こった時には電気ショックによる除細動（心臓の拍動を規則正しいリズムに戻す処置）が行われます。

＊予防法・対策は？

おもな原因である心筋梗塞を起こさないように、生活習慣病の予防・治療につとめてください。喫煙している方は禁煙しましょう。

また、健康診断で心肥大など、心電図の異常を指摘された場合は、専門医の診察をうけるようにしましょう。

心室頻拍《しんしつひんぱく》

＊どんな病気？

1分間に100回を超える拍動を起こす不整脈で、この発作がはじまると、心室から血液を十分に送り出すことができなくなってしまいます。

そうした状態が30秒間以上続く**持続性心室頻拍**と、30秒未満で止まる**非持続性心室頻拍**の2つがあります。突然死を起こしやすいのは、前者の持続性のタイプです。前出の**大動脈弁狭窄症**などの持病があると、発症しやすい傾向があります。

＊こんな症状には要注意！

- **突然、生じて、急に止まる動悸**
- **胸の違和感や不快感**

＊対処法・治療法は？

軽いものであれば、定期的に心電図をとって、経過を観察するだけで構いません。

重篤な場合には、心室細動と同じように、植え込み型除細動器（ICD）を体に埋め込む方法をとります。

緊急時には、心臓に電気ショックを与えるAED（自動体外式除細動器）を使います。

✷予防法・対策は？

原因となる心臓病があれば、それを治療することが必要です。

房室《ぼうしつ》ブロック

✷どんな病気？

先ほど説明したように、不整脈の中には脈拍が遅くなる**徐脈**《じょみゃく》もあり、遅くなりすぎても危険です。1分間に30回を下回るような拍動の場合には、3秒ぐらい心臓が止まっているとも考えられ、脳に血流がいかなくなります。

心臓を動かす電気の流れが途切れていたり、悪くなっていたりすることで、拍動が遅くなってしまう症状は「房室ブロック」と呼ばれます。

ちなみに、激しい運動をしている選手にみられる、いわゆる「スポーツ心臓」も脈拍数が少ないといわれますが、これは安静時の脈拍が少ないというより、いくら激しい運動をしても1分間の脈拍が70〜80にしか上がらないのが特徴です。

✷こんな症状には要注意！

●息切れ、疲労感といった心不全症状

●失神・めまい

最悪の場合、突然死を起こすことがありますから、その前に対処が必要です。

✷対処法・治療法は？

意識がなくなって失神したり、心不全を起こしたりする場合には、ペースメーカーを埋め込む手術が必要になります。

✷予防法・対策は？

健康診断で徐脈など、心電図の異常を指摘された場合は、専門医の診察をうけるようにしましょう。

弁膜症《べんまくしょう》

✷こんな人は要注意☞高血圧

✷どんな病気？

心臓は「右心房」「右心室」「左心房」「左心室」の4つの部屋に分かれており、その間にはドアのような弁がついています。この弁は血液が流れるときは開き、流れた後は逆流しないように閉じる働きをしています。

この弁の開閉が、加齢によってスムーズに動かなくなることで、血流に悪影響を及ぼす症状が**弁膜症**《べんまくしょう》です。

もっとも原因は加齢だけでなく、高血圧も影響しています。高血圧に長い期間さらされ続けると、心臓の機能は低下してしまい、弁の異常が生じやすくなるのです。

弁膜症にもいくつか種類がありますので、それぞれ紹介していきましょう。

●**大動脈弁狭窄症**《だいどうみゃくべんきょうさくしょう》⬇これが高齢化とともに増えているタイプです。弁が硬くなって、血液が通りにくくなっている状態です。高血圧や高コレステロール血症（悪玉〈LDL〉コレステロールが140mg／dℓ以上の状態）などとの関連性があるのではないかという議論もあります。

●大動脈弁閉鎖《へいさ》不全《ふぜん》症➡弁は、心臓が収縮して血液を送り出すときには開くのですが、血液をためなければならないときには閉じている必要があります。ところが弁閉鎖不全になると、十分に閉じないために、血液が逆流してしまいます。

＊こんな症状には要注意！

やっかいなことに大動脈弁狭窄症も大動脈弁閉鎖不全症も、初期の段階では、ほとんど症状が出ません。ただ、聴診器をあてると、雑音が聞こえるので、診断に結びつきます。

大動脈弁狭窄症も大動脈弁閉鎖不全症も、病状がかなり進み、**心不全**を合併する頃になって受診するケースが少なくありません。心不全の症状は**狭心症**（134ページ）と似ていて、階段の昇り降りなど労作時《ろうさじ》（運動時）の息切れなどです。

大動脈弁狭窄症も病状が進むと、息切れ、失神発作、狭心痛（胸の痛みや締めつけられるような感覚）、血圧低下などを自覚するようになります。

大動脈弁閉鎖不全症でも病気が進むと、動悸、呼吸困難、胸の痛みなど心不全の症状がでてきます。

✷対処法・治療法は？

医師が聴診器で異常を感じ、軽症でみつかった場合は、経過をみるために、心エコー（超音波によって、心臓の形態、血液の流れを検査する）を定期的に行って、状態をチェックするのがいいでしょう。

高血圧の状態が続くと、心臓への負担がかかりますから、高血圧のコントロールは欠かせません。病気が早く進むわけではないのですが、主治医にいわれたとおり、定期的にフォローしておいてください。

必要に応じて、心筋の機能を保護するために、薬を使ったりすることがあります。

また、重症になった場合には、手術をすることもできます。弁を修繕する手術（弁形成術）や人工弁に入れ替える手術（人工弁置換術）があります。最近では手術をせずにカテーテルを使って弁を入れ替えるＴＡＶＩという方法が導入されています。

✷予防法・対策は？

すでに述べたように、血圧のコントロールは必須です。

脳梗塞《のうこうそく》

✷こんな人は要注意☞喫煙者／高血圧／糖尿病／不整脈／お酒好き

✷どんな病気？

50歳代の章（88ページ）で説明しているように、脳の血管に動脈硬化が起こって、血管がつまった結果、脳の組織がダメージを受ける病気です。

この病気が増えてくるのが70歳代です。厚生労働省が発表した「人口動態調査」（2018年）によると、脳梗塞《のうこうそく》で亡くなった方の年代ごとの割合は、40歳代は0・2％、50歳代は0・6％、60歳代は4・1％なのに対して、70歳代になると一挙に15・6％に跳ね上がっています。ちなみに最も割合が高いのは80歳代の42・9％、ついで90歳代の34・1％です。

病気の説明や対策は88ページにもありますので、そちらもお読みください。

✷こんな症状には要注意！

脳梗塞のサインは「**FAST**」と覚えておきましょう。FAST（速く）は、脳梗塞を起したときの標語にもなっています。

F＝顔（FACE）⬇顔の片方が垂れ下がったり、片側がもう片方のように動かなかったりする。歯を見せる、あるいは笑い顔をつくってもらって、左右の顔が非対称ならば異常です。

A＝腕（ARM）⬇腕の片方が上がらないのは異常です。

S＝会話（SPEECH）⬇スムーズに話せるかどうかをチェックしてください。言葉が出てこなかったり、言葉がハッキリしていなかったりしたら、異常のサインです。

T＝発症時間（TIME）⬇あとは発症時間を確認して、１１９番をします。できるだけ早いほうがいいので、急ぎたいところです。脳梗塞を専門としている病院で診てもらってください。

✷対処法・治療法は？

脳梗塞では**発症から４・５時間以内はゴールデンタイム**といわれます。この時間内ならば**ｔＰＡ静注療法**が適応になるかもしれません。これは血管を詰まらせている血栓を溶かす薬を注入する治療です。１ヶ月以内に脳梗塞を発症した人や14日以内に大手術をしたなど、いくつかの除外項目はありますが、現在、もっとも有効だとされている治療法です。

tPA静注療法が使えない状況や、発症から時間がたった場合でも、8時間以内ならば**血栓回収療法**で治療できる可能性があります。これは足の付け根などからカテーテルを挿入し、血栓を吸引する方法です。

＊予防法・対策は？

91ページで脳梗塞の3つのタイプを解説していますので、お読みください。タイプによって対策は変わってきますが、どのタイプであれ、喫煙や塩分制限、飲酒量のコントロールは必須です。

アミロイド・アンギオパチー

＊どんな病気？

脳出血の一種で、脳の血管にアミロイドというたんぱく質の一種がたまる（沈着する）ことで、血管がもろくなって出血する病気です。高齢化にともない症例が増えており、その大部分は70歳代以上です。

いつもと違って、ボーッとしているなと家族が気付いて、その高齢者の方の脳をCTで撮ったらアミロイド・アンギオパチーだった、というのが、発見される典型的なケースです。

この病気の特徴は大脳からの出血が何度も繰り返されることです。出血の場所も、通常の脳出血であれば脳の真ん中あたりが破れるのですが、アミロイド・アンギオパチーは、脳の周辺部、つまり脳の表面に近い皮質下で起きることが多いのです。

また、一般的な脳出血と違って、血圧とはまったく無関係なところも特徴です。通常の脳出血ならば血圧を下げればよいのですが、この脳出血は、血圧が高くないのに繰り返されるので対処に困るのです。原因が明らかになっていないのが現状です。

後遺症は出血する場所によって異なりますが、頭痛、片麻痺、失語、視野欠損、高次脳機能障害などです。出血を繰り返すなかで命を落とす人もいます。

✷こんな症状には要注意！

とくに前兆はありません。

✷対処法・治療法は？

この病気を引き起こすアミロイドの沈着を治療する手段はありません。出血してからの治療法は高血圧性の**脳出血**（138ページ）と同じです。

✴予防法・対策は？

現時点では確立された予防法、事前の対策はありません。

誤嚥《ごえん》性肺炎

✴こんな人は要注意☞柔らかい食べ物が好きな高齢者／出不精／脳卒中を経験／認知症／サルコペニア／フレイル

✴どんな病気？

食べたものや唾液などが誤って気管に入ってしまい（誤嚥《ごえん》）、それらに含まれた細菌によって肺が炎症を起こしてしまう病気です。

一般的には、誤嚥してしまうと、はげしくむせて、気管に入りこんだ食べ物などを吐き出そうとする防衛機能が働くものですが、高齢になると、気管の感覚が低下してしまうため、誤嚥に気づかない場合や、せきをする力が弱くなってしまい、そのまま気管に残ってしまうことで、炎症が起きてしまうのです。

炎症を起こすと、発熱やせき、膿《うみ》のような痰がでる、といった肺炎の症状が出ますが、とくに高齢者になると、食欲不振や、元気がなくなる等の症状だけがみられるケースもあります。

高齢者になると、肺炎の多くを誤嚥性肺炎が占めます。2017年度の厚生労働省の統計では、3万5788人が誤嚥性肺炎で亡くなっています。誤嚥性肺炎は死因の7位にランクされるほど、危険な病気といえます。

なぜ誤嚥するのか

誤嚥がおきてしまう原因には大きく2つあります。

●脳卒中の後遺症➡脳梗塞（88・210ページ）や**脳出血**（138ページ）になってしまったため、ものを飲み込む「嚥下《えんげ》機能」が弱ってしまうケースです。こうなると治療も難しいので、これらの病気の解説で触れたように、高血圧や動脈硬化の治療に取り組んで、予防を心がけることが必要です。

●嚥下運動の機能低下➡人間が、食べ物や水分を口から取りこみ、それを胃に送り込む一連のプロセスを「嚥下運動」といいますが、この運動機能が、加齢によって低下してしまうために起こるケースです。

私たち人間には、嚙み砕かれた食べ物が、のどを通って、食道の入り口にきたとき、それを感じるセンサーがあります。そのセンサーからの信号を感じて、いくつもの筋が同時に動き、気道をふさぎつつ、同時に食道を開く協調運動が行われます。この運動は反射的に行われるので、「嚥下反射」と呼ばれます。

ところが高齢になると、センサーの機能が低下してしまい、食べた物がのどに来ていることに気付かなくなる、もしくは気がついていても反応が遅くなる、という人が増えてきます。そうなると、反射的に気道へフタをする運動が遅れてしまい、食べたものが誤って気道に入ってしまう（誤嚥がおきる）のです。

＊こんな症状には要注意！

先ほども触れたように、誤嚥していることに自分では気づかないケースがあります。そこで、次のような症状がでたら、誤嚥を疑ってみましょう。

●食事のときに何度もむせる。
●痰がからんだせきがでる。

こうした症状がでる場合には、飲み込む機能が低下していることもあるので、家族など周囲が気をつけて見守ってあげる必要があります。かぜなどと見分けがつきにくいこともありますから、いつもと違うなと思ったら、受診したほうがいいでしょう。

発症しやすいタイプは要注意

ここまで説明したように、誤嚥性肺炎は加齢からくるものですが、おなじような年齢であっても、発症しやすい人がいます。その特徴をご説明しましょう。

●やわらかい食べ物を多く食べる人⬇歯ごたえのないものを多く食べていると、あまり噛まなくても飲み込めてしまうため、飲み込む機能が衰えていきます。運動しないと、筋力が衰えていくのと同じです。

●人づきあいが少ない人⬇食事を摂る環境も大きく影響しています。というのも、他の人と一緒に食べない生活を続けていると、どうしても食べるものが偏りがちになります。もちろん、お一人でもバリエーションを考えている人もいるでしょうが、一人で食べることの多い人は、概して、食べやすい、やわらかいもの、自分の好きなものに食品が偏る傾向が見られます。

しかし、色々なレストランに行って、さまざまな食材や味付けの料理に挑戦する、食べることに意欲的な人たちは誤嚥性肺炎になりにくいのです。ちゃんと医学的な理由もありますが、その理由は追って説明します。それに、いくらグルメでも、一人で外食に行くより、夫婦や友人と一緒のことが多いはず。そうした社交性も大きく関係してくるのです。

✴対処法・治療法は？

肺炎の症状が出た場合は、抗菌薬を投与する**薬物療法**が基本です。

とはいえ、これは肺炎の治療なので、その薬で誤嚥を防ぐことはできません。

誤嚥をふせぐためには、嚥下運動にかかわる器官を動かすリハビリや、実際に食べ物・飲み物を用いた訓練を行います。あわせて、口の中で細菌が増殖しないように、食べカスを取り除く口腔ケアも重要です。

✴予防法・対策は？

では、誤嚥性肺炎を予防するためには、何を心がけておけばいいのでしょうか。具体的な予防法をご紹介しましょう。

●水は控える⬇水のような液体は飲みやすいと誤解されがちなのですが、じつは高齢者にとっては飲みこみにくいものなのです。というのも、先ほど申し上げたように嚥下反射が起きる前にのどを通っていくため、気道にフタをするのが間に合わず、誤嚥してしまう確率が高くなります。ですから、水よりもゆっくりのどを通る、とろみのついたもので水分を補給するといいでしょう。

●温かい食品を食べる➡食べ物がのどを通るときに働き、誤嚥を防ぐセンサーは、「触激」つまり、タッチした感触に反応します。温かいものを食べると、のどに温かいものが触れるので、センサーの働きを活性化させることができます。

ですから、コンビニやお惣菜屋で買った弁当でも構いませんが、常温で食べるのではなく、電子レンジでチンして食べるようにしましょう。飲み物も、先ほど説明したように、お水ではなく、温かいお茶がおすすめです。

●スパイスを使う➡のどのセンサーは、温かいものだけではなく、香辛料にも同じような反応をすることがわかりました。ミントを食べて涼しく感じたり、唐辛子に含まれる辛味成分のカプサイシンに触れたりすることでも、センサーの感度が高まることがわかっています。歳とともに、センサーの感度は落ちていきますが、それを補うために食事にうまく香辛料を使うことは有効なのです。前に触れたように、外食の多いグルメが、誤嚥を起こしにくい理由のひとつでもあります。

香辛料が苦手だという方もいるでしょうが、食べなくても、鼻でかぐだけでも嚥下反射は促進されます。それに香辛料を使えば、少々料理が冷めていても大丈夫です。

●食後に温かいお茶を飲む➡高齢になると、のどの感覚が鈍っていますので、食べたものが、口の中やのど元に残っていたりするケースがあります。そのまま放置すると細菌が繁殖してしまいますので、食事の後には温かいお茶などを飲んで、洗い流すようにしてください。

●食後に歯みがき➡歯みがきは雑菌を減らすだけでなく、嚥下反射を改善する働きがあることがわかっています。磨き続けることで感覚の維持ができるのです。1日3回の歯みがきを心がけてください。また、歯のブラッシングは、入れ歯であっても、嚥下機能の改善には有効です。

●姿勢に気をつけて、食事に集中する➡座面にたいして垂直ではなく、背中をイスの背もたれに付けるような姿勢で座り、アゴをひいて、ゴックンと飲みこむことを意識してください。大事なのは、食べること、飲むことに意識を集中することです。テレビを見ながら、漫然と口へ流しこむように食べるのではなく、料理の味を意識しながら食べましょう。グルメが誤嚥性肺炎になりにくいのは、食べることへの意識が高いからでもあるのです。

●肺炎球菌ワクチンをうつ⬇誤嚥性肺炎の原因の8割は口の中の常在菌や虫歯菌ですが、のこりの2割は肺炎球菌です。その予防にはワクチンがもっとも効果的です。

COPD（慢性閉塞性肺疾患）

✴こんな人は要注意☞喫煙者／低体重で生まれた／小児時に肺炎にかかった

✴どんな病気？

COPD（Chronic Obstructive Pulmonary Disease）とは、肺の機能が低下して、息切れなど呼吸困難になる病気です。

人間は、呼吸することで酸素を体内に取り込み、その酸素と、体内でつくられた二酸化炭素を交換しています。この「ガス交換」を担っているのが、肺の中にある「肺胞」という小さな袋状の組織です（76ページ図参照）。COPDになると、この肺胞が炎症をおこしてしまい、壊れていくのです。いちど壊れた肺胞は、将来、iPS細胞などで再生できるようにならない限り、元に戻ることはありません。

ＣＯＰＤにかかりやすいのは、タバコを吸っている、あるいは長年吸っていた人です。日本では患者さんの約９割がそうした喫煙経験者です。

２０００年度に行われた日本ＣＯＰＤ疫学研究（NICE study）によると、60歳代では12・２％（８人に１人）、70歳以上になると17・４％（６人に１人）がＣＯＰＤであることが判明しています。つまり70歳代になると大幅に増えることがわかったのです。ＣＯＰＤは男性に多く、２０１７年の統計では、男性の死因の８位になっています。これは誤嚥性肺炎の次の順位です。

厚生労働省はＣＯＰＤを、がん、循環器疾患、糖尿病に並ぶ**第４の生活習慣病**と位置づけています。

決してあなどれない病気なのですが、それがあまり知られていないのが問題です。前述の疫学研究では、日本のＣＯＰＤの患者数を約５３０万人と推定しています。しかし２０１７年の厚生労働省「患者調査」の推計によると、継続的に医療機関を受診している患者数は22万人にすぎません。

では、治療しないで放っておくと、どうなるのでしょうか。

動くと呼吸が苦しいので、次第に動きたくなくなります。運動量が少なくなりますから、健康にいいことはありません。筋力は衰えますし、さらに息切れがひどくなり、運動量がさらに減少。筋萎縮（筋肉がやせて、筋力が低下すること）が進み……という負のスパイラルに陥ります。そのため**骨粗しょう症**（106ページ）、肺炎や**肺がん**（75ページ）、**心筋梗塞**（134ページ）といった病気を合併することが多くなります。

またインフルエンザなどへの抵抗力が落ちますので、罹患しやすくなりますし、いったん発症してしまうと、症状が悪化しやすく、それが命取りになる危険性があります。

＊こんな症状には要注意！

喫煙歴が長く、次のような症状のある人は、呼吸器科などの専門医に相談してください。

●**坂道を歩くと呼吸困難になる**。

●早く歩いたり、走ったり、あるいは重い荷物をもったとき、同年代の人とくらべて**息切れしやすい**。

●3週間以上続く**せき**や痰、あるいはゼーゼー、ヒューヒューという**呼吸音**がする。

●**風邪を引くことが多い**。

＊対処法・治療法は？

ＣＯＰＤの診断には、スパイロメーターといわれる機器で、呼吸機能を検査します。この検査によって、どの程度、気道が狭くなっているのか診断します。

大事なことは、COPDの状態が悪くても、努力次第で改善するので、希望は捨てないでほしいということです。

まず、**タバコをやめる**ことは絶対条件です。加熱式タバコ・電子タバコも同様で、日本呼吸器学会は「加熱式タバコの喫煙者や電子タバコの使用者の呼気には有害成分が含まれており、喫煙者・使用者だけでなく、他者にも健康被害を起こす可能性が高い」という見解を発表しています。

最近はニコチンパッチなど禁煙治療も成功率が高くなっているので、ぜひ取り組んでみてください。

プラスのスパイラルを

COPDの治療で大切なのは**有酸素運動**です。その際、気管支拡張薬を使います。COPDの患者さんは、息切れがあるので、そのままでは運動が難しいケースが多いからです。そんな場合でも気管支拡張薬を併用すると、運動を長く続けることができます。

患者さんにも病状の程度がありますので、それに合わせて運動メニューをつくり、呼吸リハビリに取り組むことになります。先ほど説明した「負のスパイラル」を逆転させて、プラスのスパイラルにするのです。

以前であれば、呼吸リハビリを始めるのは、中等度以上に症状が進行してからとされていましたが、いまは軽症の段階、つまりCOPDになりかけの状態から始めることが一般的になっています。

家の中でもできるリハビリをお教えしましょう。COPDは基本的に呼気障害、つまり息を吐くプロセスのトラブルです。息を吐くときに、通常よりも長い時間をかけてみてください。「1、2」のリズムで息を吸い、「1、2、3、4……」と、吸うときの2倍以上の時間をかけて息を吐いてみてください。これを息を吐ききる状態までやります。すると次第に息切れがとれて、楽になってきます。この呼吸法を生活の中に取り入れると、より早く症状が改善されると思います。

✷予防法・対策は？

繰り返しになりますが**禁煙は絶対条件**です。

そのうえで**適度な運動**は、筋力や、呼吸機能の維持に効果があります。

また、出生時の体重が低かった方や、子どものとき肺炎にかかったことのある方は、肺の低発育につながりますので、ＣＯＰＤを意識してください。

くわえて前にも書きましたが、インフルエンザなどの感染症にかかると、病状に影響することがあります。手洗い・うがい、ワクチンの予防接種、口の中の衛生状態を保つ口腔ケアといった感染症の対策に普段から取り組んでください。

慢性腎臓病

✷こんな人は要注意☞糖尿病／高血圧／肥満／喫煙者／脂質異常症／高尿酸血症

✷どんな病気？

慢性腎臓病とは、腎臓の機能が徐々に低下する病気の総称で、**糖尿病性腎症**、**腎硬化症**、**慢性糸球体《しきゅうたい》腎炎**などがあります。

腎臓には大きく2つの機能があります。ひとつは体内の水分量や、塩分・カリウムといった身体に必要な電解質の濃度を一定の状態に保つこと。もうひとつは、血液中に含まれる老廃物を濾過して、尿として体の外へ排泄する機能です。

慢性腎臓病になると、こうした基本機能が低下し、余分な水分や塩分、老廃物が体の中に増え、倦怠感や体のむくみといった症状となって現れます。

その原因は3つあります。1つは**糖尿病**（96ページ）や**高血圧**（10ページ）、**高尿酸血症**（19ページ）、**脂質異常症**といった生活習慣病です。

2つめは慢性腎炎など腎臓そのものの病気が原因となっているケース。

そして3つめが加齢です。加齢とともに患者数は増加しますが、伸び率がもっとも高いのは男女ともに70歳代なのです。

重症になると透析治療が必要

慢性腎臓病の患者さんは1300万人いるといわれますが、多くの人は気づかないまま生活を送っています。かなり進行しなければ、症状として表れてこないからです。

しかし症状がないからといって放置しておくと、命に関わる病気になるおそれがあるので注意が必要です。

とくに**動脈硬化**が進みます。腎臓の機能が落ちると、コレステロールを細胞に届ける役割がある悪玉コレステロール、中性脂肪（活動のエネルギーとなるが、善玉コレステロールを減らして動脈硬化の原因になる脂質）などの値が上がる一方で、善玉コレステロール（血液中の余分なコレステロールを肝臓に運び、コレステロール値を抑える役目を果たす脂質）が減少して、動脈硬化が進みやすい環境になるからです。

結果として**脳卒中**、**心疾患**など、命をおびやかす病気を引きおこす頻度が高くなります。さらに重症になると、透析治療を受けなければならなくなります。

＊こんな症状には要注意！

先ほど、「多くの人は気づかない」と書いたように、初期の段階では、ほとんど症状が出ません。あっても次のようなものです。

●**疲れが抜けない**（倦怠感がある）。

●体が**むくむ**。

どうやって診断するのか

慢性腎臓病であるかどうかは腎機能の検査によって診断されます。その基準は2つあり、いずれかが3ヶ月以上、続いた場合を慢性腎臓病といいます。

●**糸球体濾過量**《しきゅうたいろか》（GFR）**が減少**➡先ほど申し上げたように、腎臓の主な機能は血液中の老廃物を濾過して、尿として体の外へ排泄することです。その腎臓の処理能力を示している指標がGFRで、これは1分間にどれだけ尿をつくれるかを示しています。

健康な人は1分あたり約100㎖ですが、これが60㎖未満になると腎臓の機能が低下していると判断されます。その状態が3ヶ月以上、続いた場合は慢性腎臓病と診断されます。

この腎臓の機能は、腎臓病が原因となるだけではなく、じつは加齢とともに低下します。70〜80歳になると、GFRが、60㎎／dℓを割り込んでくることが多くなります。

●尿にたんぱく質が出る⬇たんぱく質は本来、体には必要なものなので、腎臓によって濾過されるため、体外にでることはないのですが、慢性腎臓病になると、尿中にでてきてしまうことがあります。

糖尿病が原因の慢性腎臓病になると、たんぱく質が出たときは病状がすでに進んでいるケースが珍しくないので、早期発見のため、アルブミン尿の値を調べる必要があります。このアルブミン尿の「アルブミン」とは、たんぱく質の成分の一種で、通常は尿の中に漏れてこないものなのですが、糖尿病性腎症などに罹患していると尿に漏れ出し始めます。アルブミン尿は30㎎／日以上が基準になり、その状態が3ヶ月以上、続いた場合は慢性腎臓病（糖尿病性腎症）と診断されます。

アルブミン尿の値は、職場などで受ける尿検査では分かりません。かかりつけ医に相談すると検査してもらえるので、糖尿病がある場合は3ヶ月から1年に一度は検査することをおすすめします。

✴対処法・治療法は？

高血圧や糖尿病など、腎機能が低下する原因となっている病気があれば、それらの基礎疾患を治療します。いまは治療技術が進歩しているので、糖尿病の一歩手前で踏みとどまっている70代、80代が増えてきています。

腎臓に炎症があれば、それを止めるための**薬物治療**をすることで**腎不全**（腎臓の機能低下）を防ぎます。それによって、血管の老化を防ぎ、動脈硬化の悪化を防ぐことに力を注ぎます。

そのうえで、たんぱく質や塩分、カリウムなどの摂取量を制限する**食事療法**を行います。

しかし、たんぱく質の制限をしすぎると、80歳代の章で紹介する**サルコペニア**（252ページ）になって転倒したり、骨折したりして、要介護状態になるケースが少なくありません。

私は、特に高齢者では、たんぱく質制限を少しゆるめにしてもいいのではないかと考えています。

腎臓の機能は一度落ちてしまうと、元に戻すのが難しい。ですから、そうなる前に治療を始めたいものです。

いざとなれば透析という方法もあると、思っている人もいるかもしれません。しかし透析は楽な治療ではありません。週に2〜3回、治療に通わなければいけませんし、感染症を起こしやすかったり、骨がもろくなったり、動脈硬化が起きやすかったりと、いろいろな病気を併発しやすくなります。ですから早めに専門医にかかり、腎機能が悪くならないように治療を始めて欲しいものです。

＊予防法・対策は？

高血圧、糖尿病、メタボ、尿酸値が高いといった慢性腎臓病のリスクを持っている人は、**生活習慣を改善**して、腎臓への負担を少なくする必要があります。

また、繰り返しになりますが、初期には自覚症状が出にくいので、定期的な検査をおすすめします。

白内障《はくないしょう》

✷こんな人は要注意☞喫煙者／糖尿病／アトピー性皮膚炎／ステロイド剤を長期間服用している／目に外傷性の刺激・衝撃を受けたことがある

✷どんな病気？

カメラでいえばレンズにあたる水晶体（48ページ図参照）という部分がにごり、物が見えにくくなる病気です。水晶体の中には、水に溶けやすいたんぱく質が多く含まれていますが、加齢とともに、たんぱく質の性質が水に溶けにくく変化していくことで、水晶体がにごるようになるのです。

加齢にともなう白内障は50代から増え始め、80歳を超えると、症状の軽重はありますが、誰しもが避けられない病気です。

また、ボールがぶつかるなど眼に強い打撲をうけたり、直接、異物が当たったりして水晶体に傷がつくと、それが原因で発症することもあります（**外傷性白内障**）。

さらに、糖尿病の方は白内障が通常の人よりも進行しやすいのです。アトピー性皮膚炎などの治療でステロイド剤を長期間、飲んでいる場合に発症することもあります。

✴︎こんな症状には要注意！

●**目がかすむ⬇**眼鏡をかけていても、合わなくなったなどと感じる。
●**ぼやける⬇**夜に感じることが多い。
●**まぶしさを強く感じる⬇**対向車のヘッドライトがこれまでよりまぶしく感じる、など。
●左右の目で**明るさが異なって感じる**。
●**周囲が薄暗いと見えにくい**。
●片方の目で見ると、**ものが二重に見える⬇**白内障の混濁によって光が散乱するため。
●**細かな字が読みづらくなる**。

印象派の画家、モネも白内障でした。モネといえば「睡蓮」を描いた一連の作品が知られています。当初、写実的な絵が多かったモネが、ある時点から抽象的な絵になっていきますが、その原因は、白内障を患っていたからだと考えられています。輪郭がぼんやりとしてみえなくなり、青系の短い波長の光が混濁した目の水晶体の中を通らなくなって、網膜に到達する光が赤・黄系の色だけになったため、全体に黄色味がかったような色調の表現になっています。

白内障は、両目でほぼ同時に進行する場合と、片方の目から進行する場合があります。両目の場合には、目の異変に気づきやすいのですが、片目だけだと気づきにくいので、ときどき眼科でチェックを受けた方がいいでしょう。

✷対処法・治療法は？

白内障かどうかは**視力検査**、**眼圧検査**に加えて、細隙灯顕微鏡《さいげきとう》検査で診断します。この検査は細い隙間から出た光を眼球に当てて、水晶体など目の組織を診るものです。
では白内障と診断された場合の治療法についてご説明しましょう。次のようなものがあります。

●点眼薬で白内障の進行を抑える➡白内障の進行を点眼薬で抑えます。ただ、それによって白内障が治るわけではありません。点眼薬を使用していても見えにくくなったら、手術を考えたほうがいいでしょう。

●手術で人工レンズに替える➡手術では眼内レンズという人工のレンズを入れます。手術に要する時間は10～20分で、医療機関にもよりますが、日帰りも可能な場合があります。
手術したことで、「世界が変わる」という表現をする患者さんがいるぐらい、よく見えるようになります。交換したレンズは30〜40年も性能を維持できますから、ほぼ一生、取り替えなくてもよいといえます。つまり基本的に一度、白内障手術を受けたら再び受ける必要はないのです。

この眼内レンズには、一つの距離にピントを固定した「単焦点レンズ」と「多焦点レンズ」の2つのタイプがあります。

いまの時点で主流となっている単焦点レンズの場合は、遠くと近く、その中間の3つから、普段の生活に合わせて選びます。車を運転することが多い人は遠くのタイプ。読書や料理など近くを見ることが多い生活を送る人は近くのタイプを選び、遠くを見たいときには眼鏡をかければよいのです。このレンズは健康保険が適用されます。

多焦点レンズは遠方用と近方用の2つの距離あるいは遠方・中間・近方の3つの距離に焦点を合わせるように設計されていますが、見え方がそれまでとは違うので、慣れるまでに時間がかかることもあります。また遠方、近方とも、通常より、やや少ない光の量で見なければいけません。そのため、暗いところで見えにくかったり、ピントが甘く見えたり、画像にシャープさが足りなかったりします。健康保険も適用されないので注意が必要です。

ただ近年は多焦点眼内レンズの進歩が著しく、今後は眼内レンズの主流となっていく可能性が高いと考えられます。安価な多焦点レンズが使えるようになれば、白内障手術を受けた後の満足度がもっと上がり、手術をうけるハードルがさがるのではないでしょうか。

手術のタイミングは？

目安としては、見にくくなってきたと自分で感じたときです。視力でいえば、0・8か0・7に落ちたときです。運転免許証の更新の際には両眼で0・7以上ないといけないので、それに備えて手術をすすめることもあります。

目薬もいいのですが、毎日毎日きちんとささなければ効果は薄れてしまいますし、通院もしなければなりません。手術をしてしまえば、目薬からも通院からも解放されます。ですから「年をとってから手術をすると、体調が心配な方もいます。お元気なうちに手術をすることも一つの選択肢です」と言っておすすめすることがあります。

軽度認知障害の予防に

白内障の治療には、視力の改善だけではなく、ほかにもメリットがあります。そのひとつが認知症の予備軍である**軽度認知障害**（156ページ）の予防です。

平均年齢76・3歳の2764人を対象に、白内障を手術したグループ668人と、手術していないグループ2096人に対して認知機能を比較したところ（奈良県立医科大学眼科学教室の調査）、手術したグループのほうが、軽度認知障害の人が少なかったのです（2018年発表）。同調査班は、過去に、2873名を対象に調査し、視力障害があると認知症のリスクが約2倍高くなることを報告しています。

人間は外界から入ってくる情報の8割以上を目から得ています。その情報が白内障によって減ってしまうと、そのぶん脳への刺激も減ることになります。手術をしてよく見えるようになれば、家族や友人の表情をみながら話せますし、食事でも、料理の彩りを楽しみながら食べることで、より脳への刺激が豊富になります。

また、**転倒リスクが減る**というメリットもあります。足もとが見えるので、転倒する危険性が減るのです。転倒が増えてきた場合も、手術するタイミングだと言えます。

✴予防法・対策は？

繰り返しになりますが、加齢が原因の場合は80歳を過ぎると、誰しも避けられないものです。しかし、いくつかご自身で可能な対策もあります。

●禁煙➡身体に悪い影響がおよんでいる状態である「酸化ストレス」を避けるため、タバコはやめましょう。

●**食生活の改善⬇**酸化ストレスを消してくれる、ビタミンA、C、Eといった抗酸化物質を多く含む野菜や果物を積極的に食べてください。

●**紫外線を避ける⬇**日差しの強い日には、サングラスや日傘、つばのある帽子を身につけて目を守るように心がけましょう。

●**糖尿病に気をつける⬇糖尿病**（96ページ）になると、若くても白内障が進行しやすくなるので注意してください。

前立腺肥大症《ぜんりつせんひだい》

✷こんな人は要注意☞高血圧、メタボ、糖尿病など生活習慣病全般

✷どんな病気？

前立腺とは、男性だけにある臓器で、膀胱の下にあり、尿道を取り囲んでいます。この臓器には、精子を保護したり、栄養を与えたりする前立腺液を分泌する働きがあります。

前立腺肥大症とは、その前立腺が大きくなることで、尿道が圧迫され、排尿に障害をきたす病気です。

前立腺の肥大そのものは40歳代から始まっており、年齢とともに患者の数は徐々に増えていきます。厚生労働省のデータをみると、全患者数の88％を65歳以上が占めています（2017年の統計）。70歳以上の男性の約70％以上が前立腺肥大症になっているというデータもあります。

ただ、前立腺肥大症であっても、それが前立腺がんになるわけではありません。

＊こんな症状には要注意！

●尿の回数が増える➡前立腺肥大や加齢の影響で膀胱自体の弾力がなくなってきて、尿がたまりにくくなるというのも原因のひとつですが、同時に尿意に過敏になるので、少したまると急にトイレに行きたくなってしまいます。

●夜間頻尿➡前立腺肥大になると、昼も夜も尿の回数が多くなるのが一般的です。「夜だけ増える」という人は、前立腺肥大が原因というよりも、水分の取り過ぎが原因であることもあります。

抗利尿ホルモンという、尿を出さないようにするホルモンが分泌されており、そのお陰で夜には尿の産生が減って、尿の回数が減り、熟睡できるのですが、歳を重ねると、このホルモンの夜の分泌が減少します。それによって夜の尿の量が増えてしまって、何度もトイレに起きることになります。

夜間の排尿量は一般的に、1日の総排尿量の3分の1以下です。しかし抗利尿ホルモンが少なくなると、夜にそれ以上の尿が出ることがあります。そうなると尿のために起きる回数が増えてしまうのです。

また、睡眠障害に悩まされている人は、眠れないことで尿の回数がどうしても多くなります。

●尿の勢いが弱まる➡尿の勢いは加齢とともに少しずつ弱まるものなので、あまり気付かないのですが、弱まったことを自覚できるほどであれば、前立腺肥大の可能性があります。

●残尿感がある➡トイレに行っても、まだ尿が残っていると感じるようになります。これを残尿感といいます。

●尿を出せなくなる➡肥大のレベルが強まると、尿が膀胱に溜まっていても、尿道が圧迫されて、ふさがってしまい、排尿できない**尿閉**《にょうへい》という状態になります。

尿が出なくなってしまう前にも、残尿（尿が膀胱に残った状態）が多くなると、尿の回数が増えたり、おなかに力が入ったときに尿漏れが起きたりすることもあります。

＊対処法・治療法は？

基本的には**薬物治療**から始めます。前立腺や尿道の筋肉の緊張をやわらげる薬や、前立腺の肥大と大きく関係するとみられている男性ホルモンの作用を抑える薬が使われます。

ただ、薬を飲み続けていても、尿閉などが続く場合には**手術**をすることをお勧めします。尿道から内視鏡を挿入し、先端についている電気メスで肥大した前立腺を切除する手術が標準的です。入院が必要になりますが、手術による大きな合併症はありません。

＊予防法・対策は？

前立腺の肥大は歳を重ねるにつれて避けられないものですが、動脈硬化などによる血行障害が原因のひとつと見られています。健康な血管を維持し、血流をよい状態にしておくことは、前立腺肥大症の予防にもつながっています。繰り返しになりますが、バランスのいい食生活、規則正しい生活、適度な運動習慣によって、生活習慣病やメタボリックシンドロームの改善や予防が大切です。

また、トイレをがまんしすぎないことや、適切な水分の摂取も心がけてください。

膀胱炎《ぼうこうえん》

✷こんな人は要注意☞前立腺肥大など膀胱《ぼうこう》に病気がある／睡眠不足・ストレス・疲労／仕事中に尿を我慢することが多い

✷どんな病気？

おもに細菌が原因で、膀胱の中の粘膜で炎症が起きる病気で、尿の通り道で発症する尿路感染症のひとつです。

この病気は**単純性膀胱炎**と**複雑性膀胱炎**に分けることができます。

一般に知られているのは単純性膀胱炎で、大腸菌などの細菌が尿道から逆に膀胱へ侵入してきて、そこで炎症を起こすものです。男性よりも、尿道の短い女性に発症することの多い病気です。

また、水分が足りなかったため発症するケースがあります。長い時間、バスなどに乗ったまま旅行をして、その間、あまり水分を摂らなかった場合などです。

排尿を長い時間がまんしたときも発症しやすくなります。膀胱に尿がたくさんたまっていると、細菌が繁殖しやすくなるのです。また、ストレスや体の冷えなどで、膀胱の血流低下などが起こると、膀胱の機能が鈍くなって細菌が繁殖しやすくなり、膀胱炎の原因にもなります。

複雑性に気をつけろ

高齢になると気をつけなければいけないのは複雑性膀胱炎のほうです。

というのも高齢者になると、排尿を妨げる病気になることがあります。**前立腺肥大症**（238ページ）、神経因性《しんけいいんせい》膀胱（膀胱の機能を支配する神経に異常が生じる病気）、膀胱結石《けっせき》（膀胱に石ができる病気）などです。

そうした病気が原因となって、尿の流れが悪くなったり、残尿の量が増加したりすることがあります。すると排尿による膀胱の洗浄効果が落ちて、膀胱炎を起こしやすくなるのです。また糖尿病などで免疫力が低下しているときに、膀胱炎を発症することもあります。

✴こんな症状には要注意！

単純性膀胱炎の三大症状は次のようなものです。

●**頻尿**➡排尿回数の正常値は1日8回以下ですが、膀胱炎では短時間ですぐ尿意を感じます。

●**排尿痛**⬇排尿のとき、なかでも排尿が終わるときに痛みを感じる。

●**尿がにごる**⬇細菌や、感染により壊れた膀胱の粘膜などが原因でにごります。

複雑性膀胱炎の多くの場合には、自覚症状を訴えるケースは多くなく、慢性的に、尿に細菌がまじった症状がみられる程度です。

ただ、高齢者で、年に3回も4回も膀胱炎を繰り返す人は、原因となる病気が隠れているので要注意です。前立腺肥大症など、膀胱炎の原因となっている病気が悪化すると、膀胱炎にとどまらず、腎臓の中で細菌が繁殖する**腎盂腎炎**《じんうじんえん》を併発する可能性もあるので注意が必要です。

✴対処法・治療法は？

単純性膀胱炎の場合には、抗菌薬を使った治療がメインです。抗菌薬を3〜5日飲めば治るケースがほとんどです。ただ、一回治っても、繰り返すことが珍しくありません。しっかり薬を飲まなかったり、細菌が消えていないのに治療を止めてしまったりすると、細菌の勢いがまし、再び繁殖して、ぶり返すこともあります。医師から指示されたように、きちんと抗菌薬を服用してください。細菌が消えているかは、尿検査をすればわかるので、チェックを受けてください。

また、薬が効いているのかチェックする必要もあります。薬が細菌に合致していないこともあるからです。その場合は薬を変えなければいけません。

複雑性の場合は、それに加えて、原因となっている病気の治療も同時に進めていきます。

＊予防法・対策は？

●単純性膀胱炎➡水分を十分に摂ること。そして、排尿を我慢しないことが大切です。また、長く座った状態で仕事をする場合は、下半身が冷えないようにしたり、ときどき休憩をはさむのがいいでしょう。一度立って、できれば軽くストレッチなどをして、リラックスするのも大切です。

●複雑性膀胱炎➡膀胱炎を引き起こす疾患の治療に取り組む必要があります。

てんかん

✷こんな人は要注意☞広い範囲に及ぶ大きな脳梗塞や脳出血を経験／認知症／頭部に大けがをしたことがある

✷どんな病気？

脳の一部の神経細胞に突然、激しい電気的な興奮が引き起こされて、「てんかん発作」を繰り返しおこす病気です。手足が突っ張り体を硬くする発作や、手足を一定のリズムで曲げのばしする発作、全身や手足が一瞬ピクッとする発作、短期間、意識が途切れる発作などがあります。

子どもの病気だと思われがちですが、子どもだけではなく、高齢者の発症率も高いのです。しかも、高齢者の場合、周囲が気づかないような「てんかん発作」を起こすことがあるので、注意が必要です。

てんかんのメカニズム

私たち人間は、目や耳から得た情報は、神経の中を通る弱い電気信号によって、脳へ伝達されます。また、体を動かしたり、言葉を発したりという脳からの指令も、電気信号で伝えられるのです。

なんらかの理由で、この電気信号が脳内において過剰に発生してしまい、脳が興奮状態になって、情報を適切に受け取ったり、体の動きをコントロールしたりすることができなくなる場合があります。これが「てんかん発作」です。

通常、てんかん発作の多くは、30秒から、長くても3〜4分で終わります。過剰な電流を制御するシステムがあるからです。

一部に、5分以上発作が続くケースがあります。脳に後遺症をのこすことがありますから、救急車を呼び、できるだけ早く医療機関で治療を受ける必要があります。発作を目撃した場合、周囲は動揺しますが、何分ぐらい続いたかを確認したほうがいいのです。

てんかん発作の種類

●全般発作⬇一般によく知られている状態です。呼びかけにも応答せず、手足をつっぱらせた後、ガクガクと全身をけいれんさせる。突然、倒れる。口から泡をふき、眼は白目をむく。これは脳の神経細胞に広範囲で、激しい電気的な興奮が生じることで起きる発作で、子どもや若い人が起こしやすいタイプです。

●**部分発作（焦点発作）**⬇脳の特定のエリアで興奮が起こることにより起きる発作です。激しい発作ではなく、比較的ちいさな興奮状態です。この興奮が脳全体に広がって部分発作が全般発作化することもあります。

また意識消失を伴う複雑発作、意識消失をともなわない単純発作という分類もあり、複雑全般発作、単純部分発作というように組み合わせて表記します。

高齢者のてんかんの原因は？

てんかんには、原因がはっきりしている**症候性てんかん**と、原因が明らかではない**特発性てんかん**の2種類があります。

原因がはっきりしているタイプでいえば、頭の大けがなど、脳細胞が傷ついてしまったことでもてんかんが引き起こされますが、高齢者の場合、もっとも多いのは**脳梗塞**（88・210ページ）や**脳出血**（138ページ）などの脳卒中です。脳の血管が損傷した結果、神経細胞ネットワークに障害が起きると考えられています。また**アルツハイマー型認知症**（185ページ）やレビー小体型認知症（192ページ）などが原因になることもあります。

✷こんな症状には要注意！

高齢者に多い複雑（意識消失をともなう）部分発作の症状は、次のようなものです。

●ボーっとして、動きが止まっている。
●口をもぐもぐ動かしている。
●うろうろ歩き回るなど**目的のない動作をしている。**
●発作の間は声をかけても反応がなく、後で発作の状況を覚えていない。

いずれも高齢者にはありがちな状態ですし、ほんの一瞬で終わるケースもあるので、見つけるのは難しいこともあります。ただ、いつも一緒に暮らしている家族ならば、「いつもと違う」と、気付くことがあるかもしれません。発作の間、記憶が途切れているので認知症と間違えられてしまうことも少なくないのです。

✷対処法・治療法は？

みつけにくい高齢者のてんかん発作ですが、意識消失を伴う発作は放置しておくと危険です。車を運転しているとき、階段を下りているとき、駅のプラットホームの縁を歩いているとき、火を使って料理をしているとき、あるいは入浴している最中……こうしたときに、てんかん発作が起きると、極めて危険です。大けがをして長期入院になることもありますし、命にかかわる場合もあります。

てんかんの発作を止める薬がありますので、それを飲めば、発作は治ります。ちょっと変だなと思ったら、受診したほうがいいでしょう。

＊予防法・対策は？

まず、高齢者の中にも、てんかんを発症するケースが少なくないということを、本人も、周囲も知っておくことが重要です。

予防法としては、原因となる脳血管障害や、大きな頭部外傷をおこさないことですが、治療法がありますので、てんかんだと早く気が付いて診断治療をうけることが最も大切です。

第5章 80歳代——頼りになるのは体力

老化に伴う転倒・骨折が起こりやすい上に、摂食障害や尿失禁、貧血、めまい、物忘れ、不眠、睡眠障害といった、いわゆる**老年症候群**（255ページ）を抱える年代です。80歳代では3割の人が**フレイル**（260ページ）や**サルコペニア**（252ページ）といった加齢にともなう身体機能が低下した状態ですので、放置しておくと要介護になってしまいます。

健康寿命を延ばすためには、体力を維持することが必要です。病気などで一時的に体力がおとろえても、適度な運動と十分な栄養の摂取で改善できます。また、社会的な孤立は精神面だけではなく、身体にとってもマイナスであることも理解してください。

そして、人生の最期を意識する時期ですから、自分の理想の最期を考えてみてはいかがでしょう。それによって、自分が人生の中で大切にしてきたことや、残りの人生における優先順位がはっきりしますので、張り合いのある日々を送れるでしょう。

サルコペニア

✴どんな症状?

「サルコペニア」という言葉を初めて聞いた、という方も少なくないでしょう。人生100年時代には、ぜひ知っておいてほしい言葉です。

これは「サルクス＝筋肉」と「ペニア＝減少」を合わせた造語で、「全身の筋力が低下することにともない、身体機能も低下している状態」を意味します。

筋肉というのは、実は30歳代から減少を始めます。とはいえ、減少する速度は1年に0・5〜1％程度ですから、さほど自覚症状はありません。しかし60〜70歳代になると加速度的に筋肉は落ちていきます。

60歳を境に退職したことで、行動範囲がせまくなって活動量が減ってしまうと、お腹もすきませんし、食べる量も少なくなります。炭水化物中心の食事になり、筋肉に必要なたんぱく質を摂ることが少なくなります。そうしてサルコペニアが起こるのです。

「筋力が落ちることがそんなに悪いのか」と疑問に思われる人もいるでしょうが、筋力が落ちると病気になりやすいのです。

たとえば**糖尿病**（96ページ）。若いときから肥満体型で、そのまま50代まで生活習慣を変えずにきますと、内臓脂肪だけが増えて、筋肉が減ってきます。しかも内臓脂肪がある人ほど筋肉の減り具合が早いのです。運動量がそれだけ減るからです。

また、高齢になると、膝や腰を傷めているケースが多くなります。そうなると運動不足になりがちで、食欲が旺盛なままですと、どうしても太ってしまいます。

内臓脂肪の量が増えて、筋肉量が低下してしまえば、**サルコペニア肥満**になります。サルコペニア肥満になると、そうではない人とくらべると、19倍も糖尿病を発症するリスクが高くなります。筋肉は糖などのエネルギーをためておくところなので、筋肉が減ると、血中に糖が流れこみ、糖尿病になりやすい環境ができてしまうのです。

糖尿病以外にも、**アルツハイマー型認知症**（185ページ）や、**脳梗塞**（88・210ページ）などの**脳卒中**なども発症しやすくなったりします。高血糖の状態が続くと、血管などに慢性的な炎症を起こしやすいからです。

女性の場合は、閉経して内臓脂肪がつきやすくなる時期と、サルコペニアを発症する時期が重なるので、サルコペニア肥満になりやすいと言えます。

＊こんな症状には要注意！

次の8項目で当てはまる症状はありますか。1つでも該当すれば、筋肉がかなり衰えている可能性があります。

●手すりがないと**階段の昇降が難しい**。
●青信号の間に**横断歩道を渡れない**。
●風呂掃除、布団の上げ下ろしなど、やや**力をつかう家事がつらくなってきた**。
●2kgの**買い物袋を持つのが苦しい**。
●坂道などで**息が切れる**。
●15分ぐらい**続けて歩くのがつらい**。
●ペットボトルの**蓋が開けにくい**。
●何でもない道で、**つまずいたり、転んだりする**。

＊予防法・対策は？

筋肉をつけるには、**運動**と**栄養**の2つが不可欠です。

運動は少しキツめのメニューをお勧めします。すこしキツい運動をすると、ミトコンドリアが増えるからです。ミトコンドリアというのは、筋肉細胞の中に多く存在していて、エネルギーを生み出す工場のようなもの。つまり若さの元なのです。

筋肉細胞が「車」だとしたら、ミトコンドリアは「エンジン」に相当します。したがって、筋肉を鍛えるとミトコンドリアが増えるのですが、少しキツい筋トレをすると、ミトコンドリアがより増えることがわかっています。

70歳、80歳になっても、筋トレの効果は得られます。265ページにシニア向けの筋力トレーニング・メニューをご紹介しています。

老年症候群

✷こんな人は要注意☞糖尿病／高血圧／肥満／食事に偏りがある／運動習慣がない／社会とのつながりが薄い

✷どんな症状？

加齢にともなって、体や心に出てくる様々な症状を、まとめて**老年症候群**と言います。

老年症候群は、要介護の原因になり、最終的には死へとつながります。おもな症状は次のようなものです。

●認知機能の低下（認知症）・うつ症状⬇記憶力や物事を認識する能力、計画をたてて、それを実行する能力などが低下していきます。認知機能が低下していくと、最終的には**認知症**（183ページ）になってしまいます。

認知症とうつ症状は密接な関係にあるので、認知機能が落ちると、うつ病を発症しやすくなります。また睡眠障害も合併しやすいとされています。

●日常生活能力の低下⬇食事の準備、買い物、薬の管理、金銭の管理などができなくなります。もう少し能力の低下が進むと、入浴、着替え、トイレ、移動などもできなくなります。

●サルコペニア⬇前項目で説明したように筋肉量、握力、歩行速度などが低下している状態です。それにともなって、転倒や骨折も起きやすくなります。

また体力の低下が認知症を進めてしまうこともあります。活動性が高い人のほうが認知機能は落ちにくい傾向があるのです。

●尿失禁⬇これも筋肉量の低下が関係しています。骨盤まわりの筋肉がゆるんで収縮力が弱まると、くしゃみやせきをしたときに尿もれが起きやすくなるのです。

●**誤嚥《ごえん》・嚥下《えんげ》障害**⬇食べたものが上手く飲みこめず、それが原因で肺炎になることもあります。くわしくは**誤嚥性肺炎**（214ページ）の解説をお読みください。

こうした老年症候群の原因は、すでに触れたように運動不足からくる体力の低下や、食事からとる栄養が少ない（低栄養）、糖尿病からくる高血糖・低血糖、社会的なサポートの不足による社会的な孤立など、いろいろあります。

加えて、このところ注目されているのが**ポリファーマシー**です。これは「多剤服用」などの訳語があてられますが、いくつもの種類の薬を服用することで、副作用などの有害現象が起きることです。

高齢になると、さまざまな症状が出るため、複数の診療科を受診します。その結果、どうしても処方される薬が増えていきます。それらの薬物が相互作用を起こすことがあるのです。また、高齢者の場合、薬の効き目が強い、弱い、といった薬物反応が現役世代とは異なるため、副作用がおきることがあります。

「ポリ」は〝複数〟という意味ですが、薬の種類の多さが原因ではありません。高齢者にとって適当でない薬を一つでも飲んでいれば、ポリファーマシーになることがわかっています。

✷対処法は？

まず、持病に関しては適切な治療を受けること。そして家族のサポートが得られる人は、社会的な医療・介護サービスを受けながら対処してほしいです。

一人暮らしの高齢者の場合は、民生委員の方にフォローしてもらうなど、別の方法で見守る方法が必要です。社会的な孤立は心だけではなく、健康にも悪影響を及ぼすことが、研究の結果、分かっています。

では、先ほど挙げた問題について個別にみていきましょう。

認知症のようにみえる高齢者の中には、一定の割合で、うつ病の人が含まれています。うつ病が原因で認知機能が低下しているタイプです。そうであれば、まず、うつ病を治す必要があります。

サルコペニアになりそうな場合には、**運動**をすることが重要になります。シニアの運動メニュー（265ページ）をお読みください。尿失禁への対策もやはり運動です。骨盤底筋を鍛えましょう。268ページにメニューのひとつを紹介しておきました。

嚥下《えんげ》機能の維持については、218ページで解説されているとおりです。

ポリファーマシーについては、原因になる薬がリストアップされていますので、複数の医療機関や診療科から薬を処方されている場合には、薬剤師に確認してもらってください。かかりつけの薬局をつくっておくと相談もしやすくなります。原因となる薬がみつかった場合、薬剤師から医師に対して、「この薬はポリファーマシーを引き起こしている可能性があります」と指摘してくれます。これを「疑義照会」と言いますが、そのためにも「お薬手帳」をつくるようにしてください。

＊予防法・対策は？

いま「対処法は？」で申し上げたことと重なりますが、老年症候群と診断される前に、次のような正しい生活習慣を心がけることです。

- 日常に**運動**を取り入れる。⬇大事なことは、できるだけ毎日、体を動かすことです。
- 適正な**睡眠時間**をとる。
- **朝食**を食べる。
- **お酒**を飲みすぎない。
- **タバコ**を吸わない。
- **適正な体重**を維持する。

フレイルとはなにか？

国立長寿医療研究センター理事長　荒井秀典

老年症候群の中でも、いま注目されているのが、**フレイル**という状態です。

フレイルは「虚弱」という意味で、身体的な機能低下である**サルコペニア**（252ページ）を主体に、「精神・心理」と「社会的な孤立」といった問題が影響して、心身が衰えた状態を指しています。

「精神・心理」の問題とは、**軽度認知障害**（156ページ）、**認知症**（183ページ）、うつ症状などです。

「社会的な孤立」とは、配偶者に先立たれ一人暮らしになり、食事も一人で摂る「孤食」が多くなったり、友人が亡くなるなどして、孤独感が増していったりすることです。

こうした状況があわさった結果、心身ともに弱ってしまい、転倒しやすい、風邪などが重症化しやすい、認知機能も衰える……という状態におちいるのがフレイルです。

フレイルのまま何も手当をしないと、いずれ寝たきりになってしまいます。

フレイルの診断基準としては次の5項目です（日本版ＣＨＳ基準より）。

フレイルのチェックリスト

- 体重減少 ➡ 6ヶ月で2〜3kg以上、体重が減った。
- 握　力 ➡ 男性では26kg未満、女性では18kg未満である。
- 疲労感 ➡ ここ2週間、わけもなく疲れたように感じる。
- 歩行速度 ➡ 通常の歩く速度が1秒間に1メートル未満。
- 身体活動 ➡ 1．軽い運動・体操をしている。
  2．定期的に運動・スポーツをしている。
  1、2とも週に1回もしていない。

●3項目以上があてはまる⬇フレイル
●1〜2項目があてはまる
⬇プレフレイル（フレイルの予備軍）
●いずれもあてはまらない⬇健常

しかし適切に対処すれば、心身の力が甦るのがフレイルの特徴でもあります。運動で筋肉を鍛えることが第一ではありますが、栄養のあるものを食べることも推奨されます。そうすることで体力が戻り、フレイルからも脱出できるのです。

老年症候群のところで触れた**ポリファーマシー**（257ページ）もフレイルにつながりやすいので、薬剤師がアプローチする部分もあります。

また、リハビリテーションなど介護系の専門職も関わると、いい結果を生む場合もあります。場合によっては、家族や社会なども関わって孤立を解消していくと、フレイルから抜け出すこともできるのです。

無痛性心筋梗塞《むつうせいしんきんこうそく》

✷こんな人は要注意☞糖尿病／認知症

✷どんな病気？

高齢になると、前兆や自覚症状がないけれど、じつは**心筋梗塞**（134ページ）を起こしているというケースがでてきます。

✷こんな症状には要注意！

ご家族などに気をつけて欲しいのは、次のような様子です。

- **なんとなく元気がない。**
- **食欲が落ちた。**

こういう症状になる高齢者は珍しくないので、見分けがつきにくいかもしれませんが、数日こうした症状が続いたときは、無痛性心筋梗塞という病気があることを思い出してほしいです。心電図をとってみたら、心筋梗塞であることが分かることもあるからです。

✴治療法は？

心筋梗塞（134ページ）と同じですので、ここでは簡単に説明しておきます。

●**薬物治療**⬇血管を詰まらせる「血栓」をできにくくする薬、血流をよくする血管拡張薬などを使います。

●**カテーテル治療**⬇ステントを、血管の狭くなった部分に入れます。

●**バイパス手術**⬇重症になった場合には、血管の狭くなった部分を迂回して、心臓へ血が流れる道をつくります。

✴予防法・対策は？

これも心筋梗塞と同じで、**禁煙、食生活の見直し、適度な運動、規則正しい生活**が予防法です。

口内のメインテナンス

1989年、「80歳まで20本の永久歯を保ちましょう」という〝8020《ハチマルニイマル》運動〟が始まりました。当初は、20本を達成しているのは10％にも満たなかったのですが、2017年には、51・2％の80歳が20本の歯をしっかり残せるまでになりました。

そうなると、残った20本の歯を、どのようにメインテナンスするかという問題がでてきました。そこに認知症の問題が加わってきます。80歳代後半になると、急速に認知症になるリスクが高まります。せっかく残した歯を守る手立てが必要になるわけですが、そこで重要になるのが、早くからかかりつけの歯医者をつくることです。仮に認知症になったとしても、かかりつけの歯医者は、地域で〝食べられる口〟を守る相談窓口になってくれるはずです。

＊予防法・対策は？

義歯、とくにインプラントをしていると、口内の手入れが十分になされていない場合、腫れてくることがあります。メインテナンスを頭に置いて欲しいと思います。

そのほかの対策は、**オーラルフレイル**（172ページ）と同じです。

シニアの運動メニュー

国立長寿医療研究センター理事長　荒井秀典

「もう若くないのだから、トレーニングなんか無理」

「この年になっても、運動しなきゃいけないの？」

そうお嘆きのシニアの皆さんもいるでしょう。シニアのトレーニングは、なにも若者が目指しているような筋肉隆々の体になることが目的ではありません。寝たきりにならず、自分のことを自分でできる健康寿命を維持するために取り組むものです。

筋肉は高齢者になるほど落ちるスピードが速く、70歳代の筋肉量は20歳代の4割程度に減少してしまいます。高齢者医療の最先端にいる私に言わせれば、「人間は筋肉とともに老いていく」のです。

筋肉の衰えに効く薬はありません。しかし80歳、90歳になってもトレーニングをすれば筋肉が増えることが各種研究で明らかになっています。なにもダンベルなどの器具を使ったり、ジムに通ったりしなくてもいいのです。本書では日常的にできる簡単なメニューをご紹介します。

●外に出て歩く⬇一日一回、気負わず散歩のつもりで、30分ほど外を歩くように心がけてください。**サルコペニア**（252ページ）を防げる歩数は1日8000歩といわれていますが、まずは現在の歩数を10％増やすことから始めましょう。

歩くときは背筋を伸ばし、お腹をすこし引っこめて、歩幅は、心持ち前後と左右に広げてみます。

慣れてきたら筋力アップのため「速歩」を取り入れてください。少し息があがる程度の速さで歩くのです。ご自分の体力に合わせて、「3分は普通に歩き、1分速歩」「1分は普通に歩き、1分速歩」と、無理のないペースで始めましょう。

●つま先立ち⬇背筋を伸ばし、いすやテーブルなどに手を添えます。両足で立った状態から、かかとを上げて、つま先立ちになりましょう。かかとを上げすぎるとバランスを崩しやすいので、注意してください。下げるときは、ゆっくりで、かかとが完全に床につかないようにしましょう。ふくらはぎの筋力アップに効く運動です。

1日の目安の回数は、1セット10〜20回を2〜3セットですが、最初は無理しない程度に。腰痛やひざ痛が強いときは、無理せず中止しましょう。

両足でのつま先立ちが簡単にできるようでしたら、片足でのつま先立ちに挑戦してみてください。ややキツいと感じる程度の負荷が、筋肉には最適です。

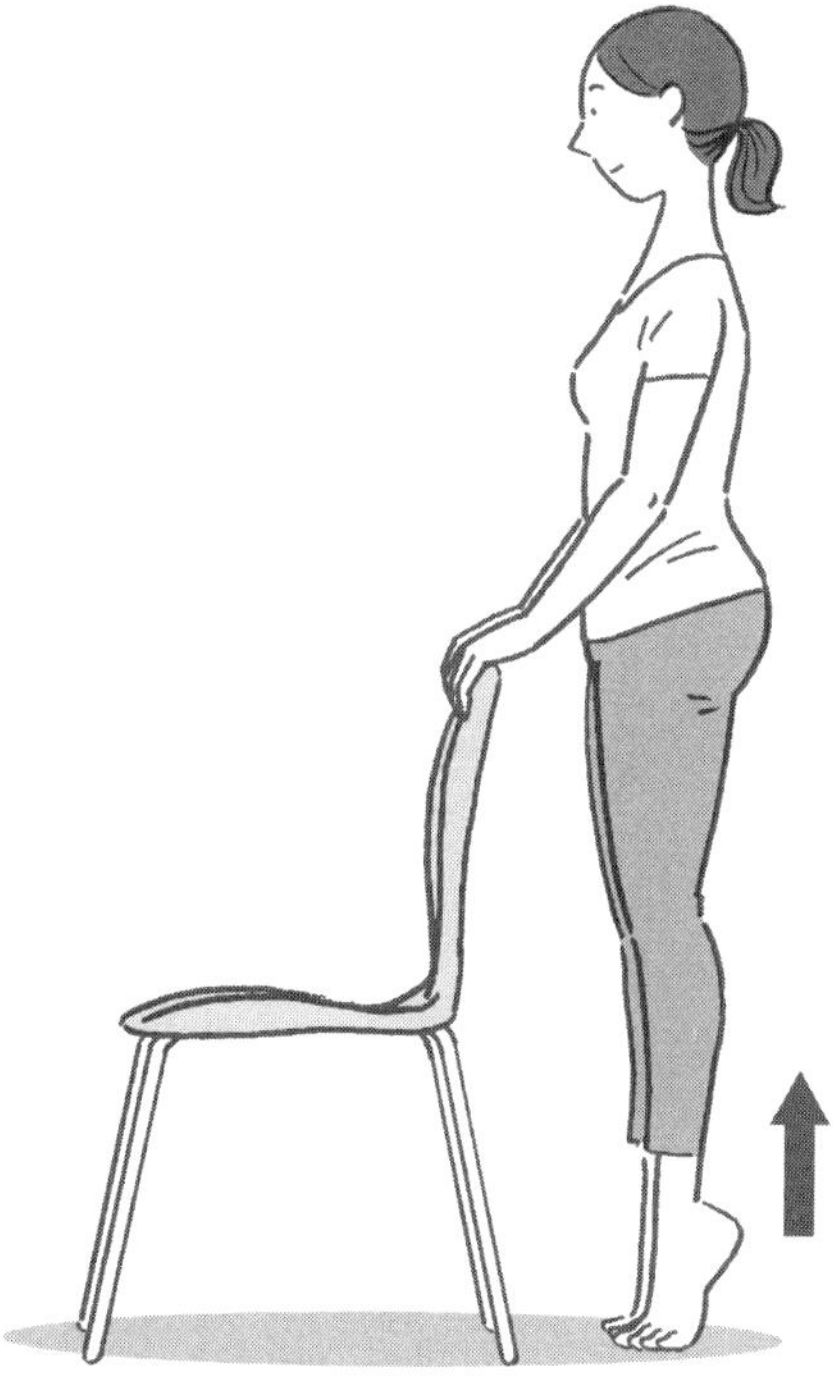

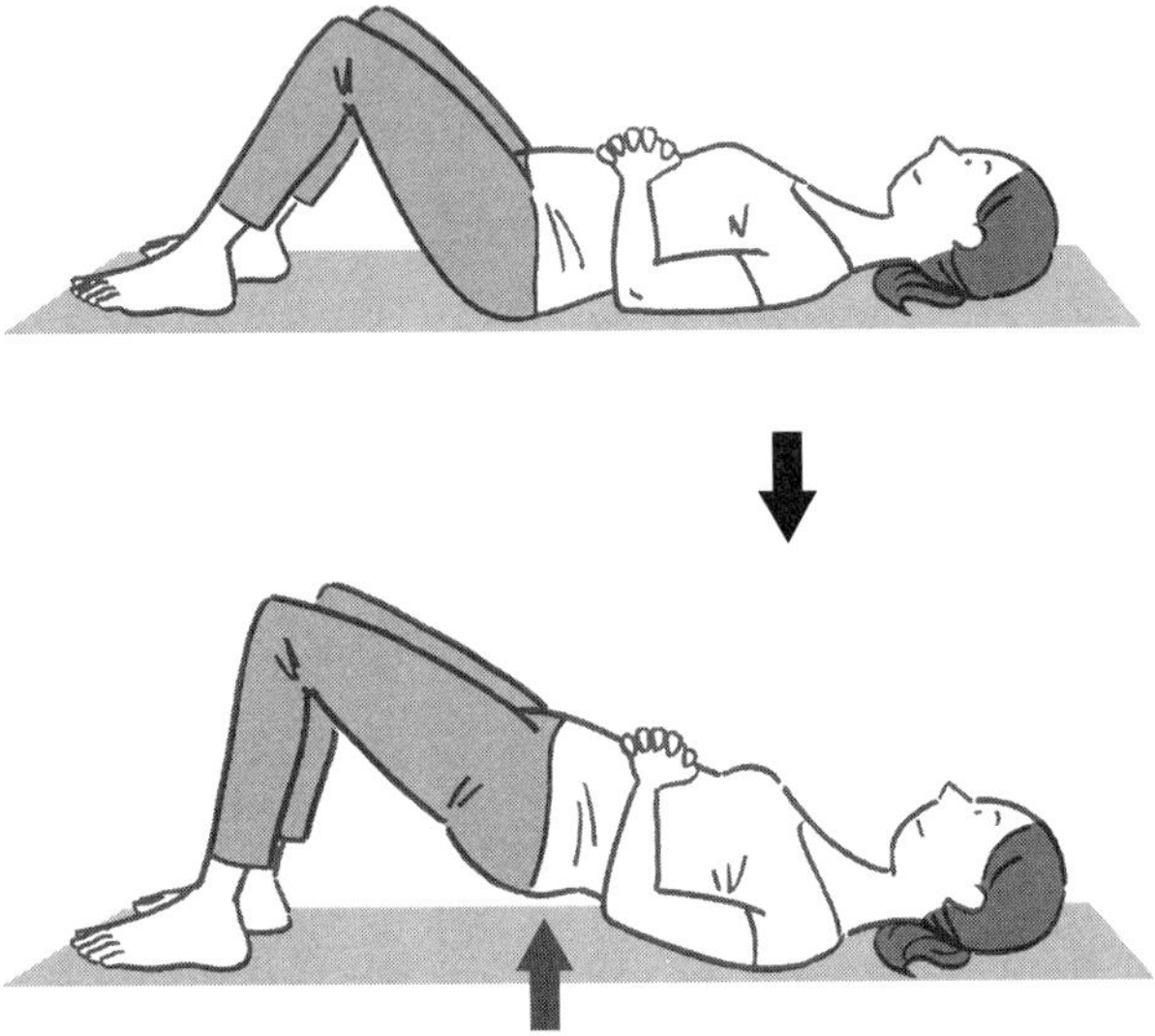

●**寝たままお尻を上げる**⬇あおむけに寝て、両ひざを立ててください。手は胸のうえで軽く組み、ゆっくりお尻を上にあげます。肩から背中、ひざまでが一直線になるまで上げたら、お尻を下げます。これを1セット10回。１日に２～3セット行います。

慣れてきたら、お尻を上げたまま片足を伸ばしてみましょう。肩から伸ばした足が一直線になった体勢を維持しながら、お尻を上下させます。

寝た姿勢（上のイラスト）のままリラックスして、男性なら肛門、女性なら膣をしめる**骨盤底筋**のトレーニングもおすすめです。しめるときはお腹の力を抜いて、ゆっくり呼吸しながら、5秒かぞえます。終わったら完全にリラックスして5秒。5回10セットが目安です。

どのメニューでも、漫然と楽な回数をこなすだけでは効果はありません。少しずつ回数を増やしていきましょう。ただし無理は禁物。筋肉痛が出てもトレーニングを続けていいのですが、痛みがどんどん強くなってくる場合は、筋肉痛だけではない場合がありますので、整形外科を受診してください。

また、運動から遠ざかっている期間が長い人や、糖尿病などの基礎疾患がある方は、運動を始める前に一度、主治医に相談することをおすすめします。

人間ドックの上手な利用法

国立長寿医療研究センター臨床検査部長　徳田治彦

50歳を超えてくると、「一度、人間ドックを受けてみたら」と、周囲から勧められることがあるかもしれません。とはいえ費用は自己負担ですし、職場や地域で受けている健康診断と、どう違うのか分からない、と気乗りしない方もいるでしょう。

また、働き盛りの方のなかには、いま体調には何の問題もないし、リタイアして時間に余裕ができたら一度ぐらいは受けてもいいかな、とお考えの方もいるでしょう。

なかには、受診を考えてみたけれど、追加検査がたくさんあって、何を選べばいいのか分からない、とお悩みの方がいるかもしれません。

そこで、このコラムでは人間ドックの上手な利用法についてご説明いたします。現在、私は愛知県大府市にある国立長寿医療研究センターで、「長寿ドック」という健康寿命の維持に重点をおいた人間ドックの責任者を務めています。しかし、このコラムでは一般的な人間ドックを念頭に、健康診断との違いにはじまり、検査項目の説明など、基本的な点について解説していきます。

健康診断との違いは？

日本では、40歳から74歳までの方を対象に、勤務先やお住まいの地域で、「特定健診」が実施されています。これは生活習慣病の予防に力点が置かれており、検査項目も、その目的に沿ったものとなっています。

この特定健診の検査で重視していただきたいのは、**脂質異常症**（中性脂肪、善玉コレステロール、悪玉コレステロールの値）、それから**高血圧**（10ページ）、そして**糖尿病**（96ページ）と、やはり生活習慣病に関係するものです。

これらには痛みなど症状がないので、悪い結果が出ても放置してしまう方もいます。とくに血圧の異常値を放置する方がとても多く、それが私たちや、自治体の担当者の悩みの種となっています。しかし血圧異常や脂質異常症、糖尿病などを放置しておくと、知らないうちに血管が老化してしまい、のちのち様々な病気につながってしまいます。

特定健診の最大の役割は、こうした生活習慣病の予防であり、異常があれば早く治療につなげるというものです。

それに特定健診の結果は、国の健康施策のベースになるものですから、私は外来の患者さんにも、「選挙の投票みたいなものです。特定健診は必ず受けてください」と、いつもお伝えしています。

ただ、特定健診だけでは悪性腫瘍（**がん**）や、**脳出血**（138ページ）、**脳梗塞**（88・210ページ）などの脳血管障害、**心筋梗塞・狭心症**（134ページ）といった虚血性心疾患について、細かくチェックすることはできません。また、私ども「長寿ドック」が得意とする認知機能診断や、骨折予防の骨密度測定などもカバーされていません。

人間ドックのメリットは、いま挙げたような病気、症状に関して、オーダーメイドで検査項目を組めるところです。

何歳から検査するか

何歳から人間ドックを受けたらいいのか、という質問もよくあります。当センターでは55歳以上を対象にしており、それが一つの目安になると思います。

ただ、ここで重要になってくるのが家族歴です。ご両親、ご兄弟などに、とくに若くして、がんや脳梗塞、心筋梗塞になった人がいる場合は、40歳代でも早すぎるということはありません。これは肝臓の病気でも、消化器系の病気でもいえることです。本書でも、「こんな人は要注意」という項目で、「家族がその病気にかかったことがある」と家族歴がリスク要因に挙げられている病気がいくつもあります。家族に病歴のある場合は、とにかく早いほうがいいと思います。

また、本書の40歳代の章では生活習慣病がいくつも挙げられています。これも進行して手遅れにならないうちにチェックしておきたいところです。心筋梗塞も40歳代から、ちらほらと発症するケースもあります。

それと、20歳代のときより体重が15kgから20kgも増えていたら、生活習慣に問題があると思われます。そうした方も早めのチェックが望ましい。増加が10kgを超えていたら、ちょっと注意だな、という感じです。

どの病院を選ぶか

いざ人間ドックを受診しようと思っても、どの病院にすればいいのか、悩ましいところです。

人間ドックは、基本的な項目はともかく、医療機関によって受けられる検査が異なります。たとえば私たちの「長寿ドック」では、転倒・骨折予防のために、ふらつきの度合いをみる「重心動揺検査」や、骨密度の測定を行っていますが、一般的な人間ドックのコースには入っていないことが多いと思います。

どの病院で、どんな検査を受ければいいのか。ここでも重要になってくるのが家族の病歴です。若くして心疾患、脳血管疾患になった家族がいれば、それに関連した検査項目の多い医療機関を選ぶといいでしょう。

また、頭部MRIなどの検査や、がんの検査をする腫瘍マーカー、CT検査、エコー検査などが、標準メニューに含まれていない場合、どれを追加するか、迷っておられる方がいるでしょう。この場合も家族歴が大きな判断材料になります。

以下、主要な検査項目について簡単に解説していきましょう。

＊血管の健康度をチェック

●血圧⬇数値に関しては**高血圧**（10ページ）の解説を参考にしてください。新しい基準では、家庭内での血圧も参考にするようになったので、一家に一台、血圧計を備えてほしいところです。喫煙と飲酒のどちらかをやめると、血圧がずいぶん改善するケースがあります。

●動脈硬化度

・ABI（足関節上腕血圧比）⬇動脈硬化によって血管が詰まり、狭くなったりしていないかをチェックする指標で、基準値以下だと、症状の有無にかかわらず閉塞《へいそく》性動脈硬化症が疑われます。

・PWV（脈波伝播速度）⬇動脈壁の硬さを評価する指標。動脈硬化が進むほど、心臓の拍動が手足に速く伝わります。PWVが速くなるほど、動脈硬化が進んでいると判断されます。

●頸動脈《けいどうみゃく》エコー（超音波検査）⬇首筋のあたりを走る頸動脈の検査。このあたりの血管の内側はプラーク（コレステロールなどがたまって膨らんだもの）が形成されやすい場所です。60歳を超えると、かなり高い確率でプラークの形成が見られます。

プラークの形成があると、血流に乱れが生じ、血小板が活性化して、小さな血栓をつくり、それが脳の血管に飛ぶと脳梗塞になります。不安定なプラークですと、大きな血管を詰まらせることもあります。怖いのは、詰まるまで前兆がないこと。何の症状もなく、突然、脳梗塞が起きるということです。定期的に調べることを勧めます。

●**心電図**⬇ご存じのように心臓が規則正しく動いているかの検査です。ただし心筋梗塞など虚血性心疾患は、安静時の心電図だけではリスクがわかりません。踏み台昇降や、歩行用マシンを利用して運動負荷をかけた心電図（**負荷心電図**）でチェックします。メタボを指摘され、運動を始めたいという人は事前にこの検査を受けた方がいいでしょう。いきなり運動を始めて、心筋梗塞を発症するケースもあるからです。循環器科の医師がいる医療機関であれば受けられるはずです。

●**BNP検査**⬇BNPとは心臓に負荷がかかると分泌されるホルモンで、この数値を調べることにより心不全の程度がわかります。値が高いほど心臓に負荷がかかっている証拠です。

●**コレステロール値**⬇詳細な基準値は、基礎疾患がある場合と、年齢に応じたものなどがあります。HDL（善玉）コレステロール、LDL（悪玉）コレステロール、non-HDLコレステロール（総コレステロール値から善玉コレステロール値を引いた値。動脈硬化のリスクを総合的に管理できる指標）を測定します。

✷脳の状態をチェック

●**脳ドック➡**脳卒中のリスクを調べる検査。脳MRI（脳の断面を画像化）、MRA（脳血管を立体画像化）で調べます。家族に若くして脳卒中になった人がいたり、脂質異常症、糖尿病、喫煙などのリスクがある人は、毎年、受けた方がいいでしょう。

＊がんのリスクをチェック

●**内視鏡検査➡**食道がん、胃がんの検査です。鼻から管を入れるタイプ（経鼻内視鏡）もあるので、小さな負担で検査が受けられます。ただし視野という点では、口から入れる経口のほうが上ですので、再検査の場合は経口をおすすめします。

●**PSA検査➡**前立腺がんの検査で、前立腺から分泌されるPSA（前立腺特異抗原）という酵素の一種が、血液中にどれだけ存在するかを測定します。50歳代からチェックを始め、異常が認められなければ、60歳から毎年チェックしてください。

●**マンモグラフィ➡**よく知られているように乳がんの検査です。

●**便潜血反応➡**大腸がんのスクリーニング。2回のうち1回でも陽性であれば、大腸内視鏡などで精密検査が必要です。

●**白血球数➡**基準値より高いと、どこかに炎症があることを示すサイン。極端に高ければ白血病の疑いがあるし、少なければ顆粒球《かりゅうきゅう》減少症という病気の可能性があります。

＊血液をチェック

●肝機能

・**血小板⬇**血小板が少なく、肝機能が悪い場合は、肝硬変という進行した肝臓疾患の疑いがあります。

・**アルブミン／グロブリン比⬇**この値が低いとグロブリンが多いことになるので、肝硬変、多発性骨髄腫などの疑いが出てきます。

・**AST**（GOT）／**ALT**（GPT）／**γ**（ガンマ）-**GT**（P）⬇それぞれ30、30、50IU／Lが基準値上限になります。ただ、多くの方をみていると、AST、ALTが20IU／L台になるとボーダーラインという認識です。γ-GTも40IU／Lを超えると、少し気をつけた方がよいでしょう。脂肪肝から脂肪性肝炎→肝硬変→肝臓がんという道筋をたどるケースが増えています。脂肪肝を甘くみないようにしてください。

・**総たんぱく値⬇**血中たんぱく質の値で、これが異常に低いと、低たんぱく血症と診断されます。とくに高齢者が低栄養状態でないかチェックできる数値です。

●**腎機能**

・**クレアチニン⬇**腎機能の値。これが1・0㎎/dℓを超えているようだと注意が必要。鎮痛剤をよく服用する人は異常値を示すことがあります。また、クレアチニンは筋肉からでる物質なので、筋肉量が多い人には数値が高めにでる傾向があります。逆に、サルコペニアの人など筋肉量が落ちた人は、腎臓が悪いのに見逃される可能性がありますので注意が必要です。

・**eGFR**（糸球体濾過量《しきゅうたいろかりょう》）**⬇**腎臓が老廃物を排泄する能力を調べます。クレアチニンの値と年齢、性別から推定。慢性腎臓病の診断や重症度判定に用いられます。

・**尿酸値⬇**高尿酸血症や痛風の診断に用いられる値。血流が遅いところでは尿酸の沈着が起こりやすいのですが、腎臓はそういう環境なので、高い尿酸値のまま放置していると、腎機能にダメージを与えます。

・**血糖値/ヘモグロビンA1c⬇**糖尿病の指標で、40歳代から気に留めてもらいたい数値です。

✷その他

●**身長**⬇1年に3㎝以上の低下があれば、骨粗しょう症の疑いがあります。

●**体重**⬇20歳代の体重と比較して10㎏以上増えていたら、生活習慣に問題があるのではないかと考えられます。

●**腹囲**⬇メタボリックシンドロームと関係が深い。基準値は男性＝85㎝未満、女性＝90㎝未満。腹囲が基準値を超えており、脂質異常・高血糖・高血圧のうち、2つ以上を合併した状態がメタボリックシンドロームとなります。

●**握力**⬇**サルコペニア**（252ページ）になっていないか診断します。握力は全身の筋力を反映しています。握力が男性では28㎏未満、女性では18㎏未満の場合にサルコペニアの可能性があります。

●**肺活量**⬇**COPD**（221ページ）がみつかります。

●**骨密度**⬇腰椎と大腿骨の密度を測り、低いほうで診断します。20歳代の基準値と比較して、80％以上は正常値。80％を下回ると骨粗しょう症の疑い（骨量減少）があり、60％台では骨粗しょう症と診断されます。

●**尿検査**⬇たんぱく尿がでた場合は要注意。慢性腎臓病のサインなので、検出されたら再検査となります。

正常値でも油断しない

これは人間ドックだけではなく、特定健診でもいえることですが、検査結果が正常値の範囲内であっても、それで安心というわけにはいきません。重要なのは、時間の経過とともに、数値がどう変化しているのかということです。正常値の範囲におさまっていても、数値が徐々に変化している場合は、注意したほうがいいでしょう。

実際、検査の結果は正常値の範囲内でも、値が前年の倍だったので、念のため詳細に検査したら超初期のがんだった、というケースがありました。

大切なのは自分の正常値を知ることと、それがどのように変化しているかを知ることです。数値の増減があれば、早めにエコー検査を受けるなど、対策をとったほうが安心です。

時間の経過にともなう数値の変化が重要なので、おなじ医療機関で検査することが望ましいのですが、もし検査の過程などで違和感を抱いたら、思い切って医療機関を替えてみるという方法もあります。当センターでは自費で検診に来て下さる方々を最優先しています。人間ドックを受けているのに、一般の患者さんが優先される状況が何回もあるのは、やはり具合が悪い。

また検査結果の説明も、私たちは、かならず医師が対面で行い、ご希望に応じて、その場で専門診療科の予約を取るようにしています。こうした連携が十分でない場合は、一考の余地があります。毎年の検査結果を手元においておけば、別の医療機関で検査した場合でも、経年の変化をチェックすることはできます。

医療機関は同じところを選ぶにせよ、追加検査をどうするかという問題もあります。

毎回、すべての検査を追加なさる方もいますが、費用面の問題もあります。

追加する検査を選ぶ場合、初回の検査で異常があったかという点が重要です。なにかしらのリスクが発見されたら、検査の間隔を短くしたほうがいいですし、そうでない場合は、2年や3年といった間隔でも大丈夫であることもあります。これは検査項目によって異なります。

ただ前述のように、家族に病歴があるとか、脂質異常、高血圧、糖尿病、もしくは喫煙といった血管の病気のリスクを持っている方は、毎回、検査したほうがいいでしょう。血管の状況は1年でも変わってきますので、やはり検査データは多いほうがいいと思います。

このように中年期から人間ドックを上手に利用していくことが、健康寿命を延ばすことにつながります。

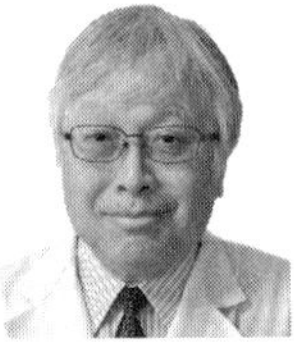

鷲見幸彦

（国立長寿医療研究センター病院長）

1987年、信州大学大学院修了。国立療養所中部病院、長寿医療研究センター外来診療部長・社会復帰支援室長、同脳機能診療部長などを経て現職。専門領域は神経内科、認知症の臨床。

●担当した病気：パーキンソン病、レビー小体型認知症、てんかん

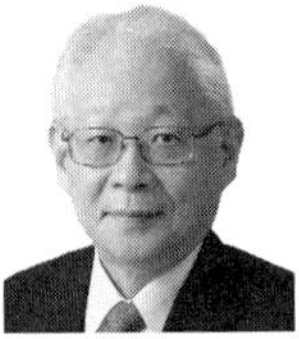

吉田正貴

（国立長寿医療研究センター副院長）

1981年、熊本大学医学部卒業、同大大学院医学研究科修了。エール大学への留学、熊本大学医学部准教授などを経て現職。手術・集中治療部部長を兼任。専門領域は排尿障害、神経泌尿器科、内視鏡手術。

●担当した病気：尿路結石、前立腺肥大、膀胱炎

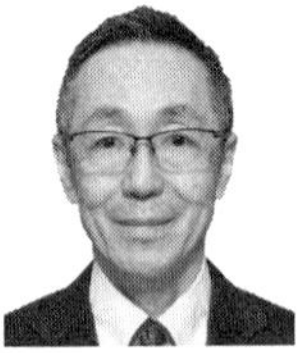

德田治彦

（国立長寿医療研究センター
臨床検査部長 兼 長寿検診部長）
1984年、自治医科大学医学部卒業。名古屋大学第一内科などを経て1995年から国立療養所中部病院（現・国立長寿医療研究センター）へ。2004年から現職。専門領域は内科学、内分泌学。

●担当した記事：コラム「人間ドックの上手な利用法」

著者一覧

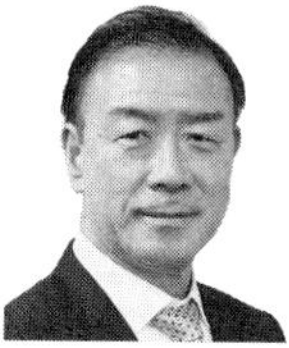

西田俊朗

（国立がん研究センター中央病院 病院長）

1981年、大阪大学医学部卒業。同大大学院医学研究科博士課程修了。大阪大学医学部附属病院教授、国立がん研究センター東病院病院長などを経て現職。専門領域は消化器外科。

●担当した病気：がん全般

【取材協力】

乳がん：髙山　伸／胃がん：和田剛幸／大腸がん：森谷弘乃介
肺がん：吉田幸弘／肝臓がん：奈良　聡／膵臓がん：森實千種
前立腺がん：松井喜之

（すべて国立研究開発法人 国立がん研究センター中央病院に所属）

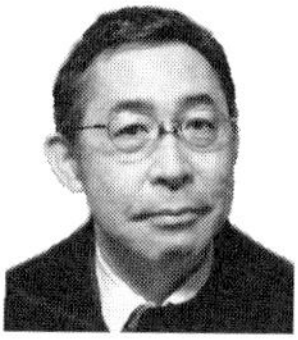

海老原覚

（東邦大学医療センター大森病院リハビリテーション科主任教授）

1990年、東北大学医学部卒業。同大医学部第一内科大学院修了。東北大学病院などを経て、2014年より現職。呼吸器、老年病、リハビリテーションという3つの視点から、嚥下障害やCOPDに取り組む。

●担当した病気：誤嚥性肺炎、COPD（慢性閉塞性肺疾患）

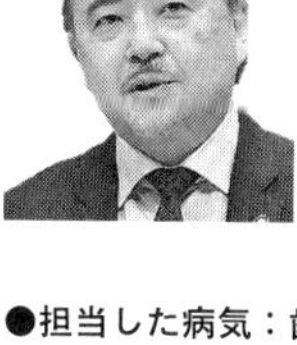

平野浩彦

（東京都健康長寿医療センター
歯科口腔外科部長／研究所 研究部長）

1990年、日本大学松戸歯学部卒業。国立東京第二病院（現・国立病院機構東京医療センター）などを経て、2016年より現職。専門領域は高齢者歯科。認知症患者の歯科治療にも取り組む。

●担当した病気：歯周病、オーラルフレイル、口内のメインテナンス

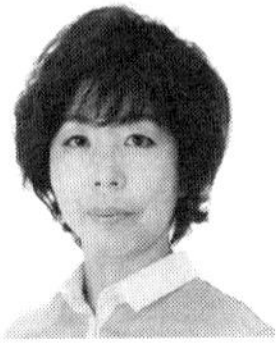

杉浦彩子

（豊田浄水こころのクリニック副院長）

1998年、名古屋大学医学部卒業。同大大学院耳鼻咽喉科修了。2006年より長寿医療研究センターで臨床・研究に従事。同センター非常勤医師。2017年から現職。耳鳴・めまい・難聴に精神医学的な加療も行う心療耳科外来を開設。

●担当した病気：難聴、メニエール病、突発性難聴、加齢性難聴

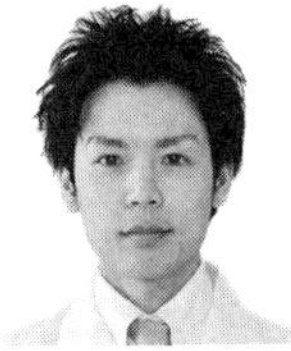

山中行人

（国立長寿医療研究センター眼科医長）

2007年、長崎大学医学部卒業。京都府立医科大学博士課程修了。2018年より現職。専門領域は眼形成眼窩。

●担当した病気：緑内障、眼瞼下垂、糖尿病網膜症、加齢黄斑変性、白内障

取材・構成：西所正道
イラスト　：中村知史

著者一覧

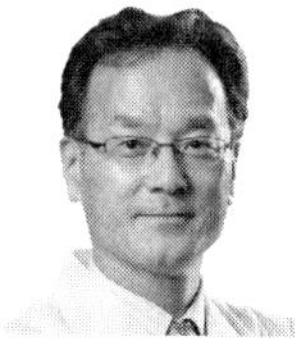

荒井秀典（編者）

（国立長寿医療研究センター理事長）

1984年、京都大学医学部卒業。同大大学院医学研究科博士課程修了。同大大学院教授などを経て、2015年から国立長寿医療研究センターへ。副院長、病院長を経て、2019年から現職。専門領域は老年医学一般、フレイル、サルコペニア、脂質代謝異常。

●担当した病気：高血圧、脂肪肝、痛風・高尿酸血症、メタボリックシンドローム、心筋梗塞・狭心症、脳梗塞、くも膜下出血、糖尿病、若年性認知症、骨粗しょう症、睡眠時無呼吸症候群、脳出血、軽度認知障害、アルツハイマー型認知症、血管性認知症、不整脈、弁膜症、アミロイド・アンギオパチー、慢性腎臓病、サルコペニア、老年症候群、無痛性心筋梗塞

●担当した記事：コラム「生活習慣を改めよう」
コラム「生活の中に運動習慣を」
コラム「フレイルとはなにか？」
コラム「シニアの運動メニュー」

文春新書

1260

40歳《さい》からの健康年表《けんこうねんぴょう》

2020年4月20日　第1刷発行

編　者　荒　井　秀　典
発行者　大　松　芳　男
発行所　株式会社　文　藝　春　秋

〒102-8008　東京都千代田区紀尾井町3-23
電話　(03) 3265-1211（代表）

印刷所　理　想　社
付物印刷　大　日　本　印　刷
製本所　大　口　製　本

定価はカバーに表示してあります。
万一、落丁・乱丁の場合は小社製作部宛お送り下さい。
送料小社負担でお取替え致します。

ISBN978-4-16-661260-4